Anne-Cécile Maes

Développer une démarche éducative durant le temps d'hospitalisation ?

Anne-Cécile Maes

Développer une démarche éducative durant le temps d'hospitalisation ?

Analyse des besoins éducatifs des patients diabétiques de type 2 hospitalisés comparés à ceux perçus par les soignants

Presses Académiques Francophones

Impressum / Mentions légales
Bibliografische Information der Deutschen Nationalbibliothek: Die Deutsche Nationalbibliothek verzeichnet diese Publikation in der Deutschen Nationalbibliografie; detaillierte bibliografische Daten sind im Internet über http://dnb.d-nb.de abrufbar.
Alle in diesem Buch genannten Marken und Produktnamen unterliegen warenzeichen-, marken- oder patentrechtlichem Schutz bzw. sind Warenzeichen oder eingetragene Warenzeichen der jeweiligen Inhaber. Die Wiedergabe von Marken, Produktnamen, Gebrauchsnamen, Handelsnamen, Warenbezeichnungen u.s.w. in diesem Werk berechtigt auch ohne besondere Kennzeichnung nicht zu der Annahme, dass solche Namen im Sinne der Warenzeichen- und Markenschutzgesetzgebung als frei zu betrachten wären und daher von jedermann benutzt werden dürften.

Information bibliographique publiée par la Deutsche Nationalbibliothek: La Deutsche Nationalbibliothek inscrit cette publication à la Deutsche Nationalbibliografie; des données bibliographiques détaillées sont disponibles sur internet à l'adresse http://dnb.d-nb.de.
Toutes marques et noms de produits mentionnés dans ce livre demeurent sous la protection des marques, des marques déposées et des brevets, et sont des marques ou des marques déposées de leurs détenteurs respectifs. L'utilisation des marques, noms de produits, noms communs, noms commerciaux, descriptions de produits, etc, même sans qu'ils soient mentionnés de façon particulière dans ce livre ne signifie en aucune façon que ces noms peuvent être utilisés sans restriction à l'égard de la législation pour la protection des marques et des marques déposées et pourraient donc être utilisés par quiconque.

Coverbild / Photo de couverture: www.ingimage.com

Verlag / Editeur:
Presses Académiques Francophones
ist ein Imprint der / est une marque déposée de
OmniScriptum GmbH & Co. KG
Heinrich-Böcking-Str. 6-8, 66121 Saarbrücken, Deutschland / Allemagne
Email: info@presses-academiques.com

Herstellung: siehe letzte Seite /
Impression: voir la dernière page
ISBN: 978-3-8381-7057-2

Zugl. / Agréé par: Grenoble, Université Joseph-Fourier, 2013

Copyright / Droit d'auteur © 2014 OmniScriptum GmbH & Co. KG
Alle Rechte vorbehalten. / Tous droits réservés. Saarbrücken 2014

TABLE DES MATIERES

LISTE DES ABREVIATIONS 4
INTRODUCTION 5
OBJECTIF 8
I. Définition de l'ETP 8
II. ETP : partie intégrante de l'offre de soins 9
   a. Efficacité sur le contrôle glycémique 9
   b. Efficacité sur les complications 11
   c. Efficacité sur la qualité de vie 12
   d. Efficacité sur le coût économique 13
   e. Intégration de l'ETP au parcours de soins 13
III. Constat 15
   a. Les médecins généralistes 16
   b. Les pharmaciens d'officine 17
   c. Les associations de patients 17
   d. ETP du pavillon E 18
   e. ProxYdiab38 19
   f. La sécurité sociale avec le programme Sophia 21
   g. Observations 21
IV. Objectifs principaux 22
MATERIELS ET METHODES 23
I. Elaboration des guides d'entretien 23
II. Echantillonnage ou population visée 24
III. Recueil 25
IV. Analyse 25
RESULTATS ET DISCUSSION 26
I. Les patients 26
   a. Les caractéristiques des patients interrogés 26
   b. Représentations de la maladie et des médicaments et difficultés rencontrées au quotidien 28
   c. Attentes, besoins et manques des patients pendant l'hospitalisation 52
   d. Intérêt potentiel des patients hospitalisés pour des actions éducatives se déroulant durant leur temps d'hospitalisation 65
   e. Exemples d'objectifs éducatifs déduits des besoins éducatifs identifiés 70
II. Les soignants 72
   a. Les caractéristiques des soignants 72
   b. Les besoins, les actions menées et les manques 73

c. Avis sur l'intérêt et la faisabilité d'une offre éducative intégrée au temps d'hospitalisation associée à un relais ambulatoire 84
d. Besoins en lien avec les médicaments perçus par les soignants et stratégies d'actions possibles 88
e. Exemples d'objectifs éducatifs déduits des besoins éducatifs perçus par les soignants 91
III. Comparaison des besoins éducatifs exprimés par les patients diabétiques de type 2 hospitalisés et ceux perçus par les soignants 93
    a. Besoins éducatifs patients / soignants 95
    b. Apports du temps d'hospitalisation perçus par les patients et les soignants 103
    c. Manques lors du temps d'hospitalisation perçus par les patients et les soignants 108
    d. Faisabilité et intérêts d'une approche éducative (individuelle et/ou de groupe) durant le temps d'hospitalisation et relais vers l'ambulatoire . 111
IV. AVANTAGES ET LIMITES DE L'ETUDE 120
    a. Liés à l'enquêteur 120
    b. Liés à la méthodologie 120
    c. Liés à l'échantillonnage 121
V. Les perspectives de structuration d'une démarche éducative au sein du service de Diabétologie du CHU de Grenoble 122
    a. Elaboration d'un guide d'entretien : outil d'aide à la réalisation d'un bilan éducatif partagé (BEP) 123
    b. Développement d'une offre éducative spécifique : « Je rentre rassuré avec mes nouveaux médicaments » 127
CONCLUSION 132
BIBLIOGRAPHIE 135
ANNEXES 139

LISTE DES TABLEAUX

Tableau I. Caractéristiques des patients diabétiques de type 2 hospitalisés interrogés..p.27

Tableau II. Exemple d'objectifs éducatifs déduits de besoins éducatifs identifiés auprès de patients diabétiques de type 2 hospitalisés..........p.71

Tableau III. Caractéristiques des soignants interrogés exerçant au sein du service de Diabétologie..p.73

Tableau IV. Exemples d'objectifs éducatifs déduits des besoins éducatifs perçus par les soignants pour les patients diabétiques de type 2 hospitalisés p.92

Tableau V. Comparaison des besoins éducatifs exprimés par les patients diabétiques de type 2 hospitalisés avec ceux perçus par les soignants....p.93

Tableau VI. Avantages et inconvénients de l'ETP en individuel et en groupe..p.113

Tableau VII. Description des objectifs et des outils pédagogiques d'une proposition de séance d'ETP : « Je rentre rassuré avec mes nouveaux médicaments »..p.130

LISTE DES FIGURES

Figure 1. Thèmes des séances évoqués par les patients...............p.68

LISTE DES ABREVIATIONS

AFD : Association Française des Diabétiques
AFDD : Association Française des Diabétiques du Dauphiné
BEP : Bilan Educatif Partagé
CESPHARM : Comité d'Education Sanitaire et Sociale de la Pharmacie Française
CHU : Centre Hospitalier Universitaire
CNAMTS : Caisse Nationale de l'Assurance Maladie des Travailleurs Salariés
CPAM : Caisse Primaire d'Assurance Maladie
DCI : Dénomination Commune Internationale
ENTRED : Echantillon National Témoin Représentatif des Personnes Diabétiques
ETP : Education Thérapeutique du Patient
HAS : Haute Autorité de Santé
HbA1c : Hémoglobine glyquée
HCSP : Haut Conseil de Santé Publique
HPST : Hôpital, Patients, Santé et Territoires
IRDES : Institut de Recherche et de Documentation en Economie de la Santé
MAREDIA : Maison Régionale du Diabète
OMS : Organisation Mondiale de la Santé
PMSI : Programme de Médicalisation des Systèmes d'Information
SNIIRAM : Système National d'Informations Inter Régions d'Assurance Maladie

INTRODUCTION

L'Organisation Mondiale de la Santé (OMS) estime que plus de 356 millions de personnes dans le monde sont diabétiques. Le diabète est ainsi une maladie chronique en pleine expansion, qualifiée d'«épidémique». En effet, cette maladie complexe, multifactorielle voit son incidence augmenter régulièrement au fil des années. En France, plus de 2.3 millions de personnes sont atteintes, soit 3.8% de la population générale (1). L'OMS prévoit qu'en 2030, le diabète sera la septième cause de décès dans le monde (2). Le diabète de type 2, en grande partie lié à une surcharge pondérale et à une sédentarité, représente 90% des diabètes rencontrés dans le monde (1). Sa prévalence est estimée en France en 2009 à 4.4% de personnes diabétiques traitées pharmacologiquement (3).

De part son évolution qui peut être sournoise et silencieuse, cette pathologie chronique peut être responsable de nombreuses complications microvasculaires (rétinopathie, neuropathies autonome et périphérique, néphropathie, pied diabétique) et macrovasculaires (infarctus du myocarde, artériopathie, accident vasculaire cérébral). De ce fait, le diabète de type 2 doit être pris en charge le plus tôt possible. Le traitement repose sur une approche pharmacologique mais aussi sur la participation active du patient à la prise en charge de sa santé, (changement de mode de vie, gestion des thérapeutiques et de la surveillance) et à l'intégration de sa maladie à sa vie quotidienne pour atteindre et maintenir un équilibre métabolique durable et réduire le risque de complications. Des structures spécifiques pour l'éducation thérapeutique se sont développées, de façon à aider les patients diabétiques à acquérir et développer les compétences leur permettant de vivre le mieux possible avec la maladie. Elles peuvent être institutionnelles (le plus souvent) ou ambulatoires (réseaux, plateformes, maisons de santé…). Cependant, certains patients diabétiques peuvent être sujets à de multiples réhospitalisations. En effet, 64 % des patients hospitalisés plus de 2 fois dans le service de Diabétologie au Centre Hospitalier Universitaire (CHU) de Grenoble présentent un diabète de type 2 et leur motif d'hospitalisation le plus fréquent correspond à un déséquilibre hyperglycémique chronique (4). Ces réhospitalisations multiples sont le plus souvent en lien avec des problématiques d'apprentissage non seulement de savoir-faire mais aussi de savoir-être (se sentir capable de prendre en charge son diabète, trouver la motivation pour maintenir des comportements adaptés au long cours dans sa vie quotidienne, identifier ses ressources et les personnes supports...). Une des conséquences de ces difficultés vécues au quotidien par les patients est une non-adhésion du patient à sa prise en charge thérapeutique. Le défaut d'adhésion thérapeutique constitue un problème économique et de santé publique majeur pour les systèmes de soins (5)(6). Un des enjeux majeurs de l'éducation thérapeutique est de proposer des dispositifs d'accompagnement adaptés à chaque problématique médicamenteuse individuelle, quelle soit médicamenteuse ou autre. Dans ce contexte, se pose la question de la place de ce temps d'hospitalisation ou de réhospitalisation dans un processus d'accompagnement éducatif des patients diabétiques de type 2 ?

Plusieurs interrogations émergent alors : quels sont les attentes et les besoins des patients diabétiques de type 2 hospitalisés que ce soit pour la première fois ou lors de réhospitalisations multiples ? Quelles sont les actions entreprises pour répondre aux besoins identifiés par les différents professionnels de santé prenant en charge ces patients pendant le temps de l'hospitalisation ? Durant ce temps spécifique qu'est l'hospitalisation, avec ses avantages et ses contraintes, quel type d'offre éducative serait pertinent et réaliste en terme de faisabilité ?

Pour répondre à ces questions, une analyse de besoins a été menée, tout d'abord, auprès de patients diabétiques de type 2 hospitalisés au sein du service de Diabétologie au CHU de Grenoble à l'aide d'entretiens semi-dirigés réalisés à l'entrée et la veille de leur sortie. D'autre part, les soignants du service de Diabétologie ont été interrogés afin de connaître leur point de vue sur les besoins de ces patients durant le temps d'hospitalisation, sur leur perception de l'adaptation des actions actuellement proposées et sur la faisabilité d'une proposition éducative durant l'hospitalisation.

OBJECTIF

La prise en charge d'une maladie chronique, comme le diabète de type 2, s'appuie sur l'adoption de différents comportements plus ou moins nouveaux pour le patient afin de prendre soin de lui : modifications d'habitudes alimentaires, pratique d'une activité physique régulière, prises régulières de médicaments, apprentissages de gestes (injections, utilisation de dispositifs médicaux...), suivis biologiques réguliers avec prélèvements sanguins, planification de rendez-vous médicaux... La démarche d'éducation thérapeutique du patient (ETP) vise justement à l'aider à prendre soin de lui-même et à construire sa vie avec sa maladie (7). Le rapport de septembre 2008 élaboré par C. Saout (8) place l'ETP comme une priorité de santé publique devant être inscrite dans la loi comme un droit pour tout patient atteint de maladie chronique et propose de mettre en avant le diabète comme une des quatre pathologies chroniques prioritaires pour la mise en œuvre de cette démarche d'éducation thérapeutique.

I. Définition de l'ETP

L'ETP s'inscrit dans le parcours de soins du patient. Elle a pour objectif de rendre le patient plus « autonome » en facilitant son adhésion aux traitements prescrits et en améliorant sa qualité de vie (9). Selon l'OMS, l'ETP est un processus continu, intégré dans les soins et centré sur le patient. Elle comprend des activités organisées de sensibilisation, d'information, d'apprentissage et d'accompagnement psychosocial concernant la maladie, le traitement prescrit, les soins, l'hospitalisation et les autres institutions de soins concernées, et les comportements de santé et de maladie du patient. Elle vise à aider le patient et ses proches à comprendre la maladie et le traitement, coopérer avec les soignants, vivre le plus sainement possible et maintenir ou améliorer sa qualité de vie. L'éducation thérapeutique devrait rendre le patient capable d'acquérir et maintenir les ressources nécessaires pour gérer de manière optimale sa vie avec la maladie (10).

D'après le guide des affections de longue durée du diabète de type 2 de la Haute Autorité de Santé (HAS), l'ETP comporte l'apprentissage et l'évaluation des connaissances du patient diabétique : intelligibilité de soi et de sa maladie, maîtrise des gestes techniques d'autosurveillance et d'autotraitement, compétence d'autodiagnostic, d'autogestion d'une crise, d'autoadaptation de son cadre et de son mode de vie à sa maladie, d'autoadaptation à une modification des conditions de vie, à l'évolution des thérapeutiques, des résultats de dépistage des complications, de la planification des prochains dépistages (11).

II. ETP : partie intégrante de l'offre de soins

L'ETP aide les personnes atteintes de maladie chronique et leur entourage à comprendre la maladie et le traitement, à coopérer avec les soignants et à maintenir ou améliorer leur qualité de vie. Pour bon nombre de pathologies, et notamment le diabète de type 2, il est démontré que l'ETP améliore l'efficacité des soins et permet de réduire la fréquence et la gravité des complications.

a. Efficacité sur le contrôle glycémique

Un rapport de la HAS de 2008 relate que l'efficacité de l'ETP sur le diabète de type 2 est difficile à évaluer (12). Les études sur lesquelles se base ce rapport montrent un impact sur le contrôle glycémique faible à modéré, mais qui devient non significatif sur le long terme. Un article de Norris (13) rapporte les résultats de tous les essais randomisés entre 1980 et 1999 étudiant l'efficacité de l'ETP : il précise que l'efficacité est variable en fonction des études et que tout dépend de l'intervention sous-tendue derrière le concept d'ETP. En effet, les programmes d'ETP étant très divers, les plus anciens visent à améliorer les connaissances des patients alors que les plus récents ont pour objectif une acquisition de compétences non seulement d'autosoins mais aussi d'adaptation pour que les patients puissent, dans leur quotidien, réagir de façon adaptée selon les situations rencontrées. Ces derniers rapportent des résultats significatifs sur l'équilibre glycémique, même si ceci n'est actuellement démontré qu'à court terme.

De nombreuses études démontrent, en effet, une amélioration des résultats d'hémoglobine glyquée (HbA1c) chez les patients ayant suivi un « stage » d'ETP. Une méta-analyse, publiée en 2005 par la Cochrane collaboration (14), s'est intéressée à des études randomisées contre groupe contrôle, réalisées jusqu'en 2003, concernant une population de personnes diabétiques de type 2 exclusivement, évaluant l'impact de l'ETP sur au moins six mois. Celle-ci conclut à une amélioration significative de l'hémoglobine glyquée après un « stage » d'ETP de 0.8 %, même à distance de l'intervention (deux études mesurant l'impact de l'ETP deux à quatre ans après l'intervention).

D'autres études ont montré une efficacité des programmes d'ETP sur l'équilibre glycémique comme c'est le cas, par exemple, de l'étude de N. A. Banister (15) qui montre une diminution moyenne de 1.5 % de l'HbA1c dans les douze mois suivant un programme d'ETP mené en structure hospitalière, ayant évité à 61 % des patients inclus une intensification de leur traitement antidiabétique.

En ambulatoire, une étude de l'Institut de Recherche et de Documentation en Economie de la santé (IRDES) (16) qui porte sur une coopération médecin généraliste et infirmière montre qu'une probabilité d'avoir une valeur d'HbA1c ramenée ou maintenue à 8 % sur au moins un an est 1.8 fois plus importante dans le groupe ayant reçu une consultation d'ETP que dans le groupe témoin.

Que ce soit en secteur hospitalier ou en ambulatoire, il a donc été prouvé que l'ETP améliore le contrôle glycémique des patients diabétiques de type 2.

b. Efficacité sur les complications

Plusieurs études prouvent une efficacité de l'ETP sur la survenue de complications liées au diabète. Par exemple, l'étude de D. K. Litzelman (17) montre que, chez les patients ayant suivi un programme d'ETP visant à améliorer les soins des pieds, la prévalence de lésions graves du pied est significativement plus faible que pour le groupe témoin.

Une étude de P. H. Gaede (18) démontre une diminution significative des néphropathies, des neuropathies et des rétinopathies lors d'actions d'ETP associées à une prise en charge médicamenteuse des différents facteurs de risque des patients inclus. Cependant, dans cette étude, l'association de l'ETP avec la prise de médicaments ne permet pas de juger de la seule efficacité de l'ETP. On peut, cependant, faire l'hypothèse que l'ETP a pu, entre autre, participer à l'optimisation de l'adhésion des patients à leur traitement médicamenteux visant la prévention des complications.

L'effet positif de l'ETP sur les complications est une conséquence directe de l'efficacité de l'ETP sur les résultats d'HbA1c. En effet, un meilleur contrôle glycémique favorise une diminution de la survenue des complications du diabète ; ceci est d'autant plus vrai qu'une partie des compétences nécessaires à la gestion du diabète et acquises suite aux programmes d'ETP permet une amélioration des facteurs de risque vasculaires qui influent sur les complications.

c. Efficacité sur la qualité de vie

D'après l'article de S. L. Norris (13), sur quatre études s'intéressant à l'état psychologique des patients, deux notent des améliorations, notamment sur le niveau d'anxiété. En ce qui concerne la qualité de vie, une des quatre études montre une amélioration de celle-ci à dix-huit mois alors que deux autres études, où l'ETP a été brève, ne démontrent pas d'efficacité.

Une méta-analyse de J. Cochran (19) regroupant des études réalisées entre 1991 et 2010 avait pour but de mesurer l'efficacité de l'ETP sur la qualité de vie chez les patients diabétiques de type 1 et 2 confondus. Seize études sur les vingt retenues s'intéressent uniquement à des patients diabétiques de type 2. Cette méta-analyse mêlant des études mettant en œuvre des interventions d'ETP en groupe et individuelles montre une amélioration significative de la qualité de vie des patients après que ceux-ci aient suivi un programme d'ETP. Les auteurs attribuent cette amélioration de la qualité de vie au sentiment de pouvoir influer sur le cours de la maladie et d'en maîtriser les complications.

L'étude de M. Pibernik-Okanovic (20) réalisée chez des patients diabétiques de type 2 a mesuré l'effet de séquences d'ETP hebdomadaires menées sur six semaines en petits groupes en comparaison à un groupe contrôle. Cette étude montre une amélioration de la qualité de vie malgré une amélioration limitée de l'HbA1c (0.6 %).

Différentes hypothèses peuvent expliquer cette amélioration de la qualité de vie des patients. En apprenant à connaître sa maladie, le patient peut en maîtriser certains aspects et la percevoir ainsi comme moins menaçante. De plus, la satisfaction du patient augmente quand il est considéré comme un partenaire dans la gestion de sa maladie et qu'il prend part aux décisions le concernant. Il devient alors un acteur de sa prise en charge.

d. Efficacité sur le coût économique

L'ETP comporte un aspect médico-économique : l'adhésion des patients « conscients » et consentants à leurs traitements contraignants ou à l'observance de certaines règles de vie (alimentation, activité physique) devrait progressivement à terme permettre de réduire les complications de la maladie (21). En effet, l'ETP permet de diminuer les complications en améliorant l'équilibre glycémique et donc de retarder ou de limiter l'ajout de traitements antidiabétiques supplémentaires ou le recours à l'insuline, diminuant ainsi les hospitalisations qui y sont liées.

De plus, l'étude de L. V. Miller (22) montre qu'une action d'ETP au sein d'un hôpital réduit les admissions aux urgences pour complications aiguës du diabète de l'ordre de 2/3, les économies du service de Diabétologie étant estimées entre 1.7 à 3.4 millions de dollars.

e. Intégration de l'ETP au parcours de soins

L'ETP a donc prouvé son efficacité et tient une place importante dans le parcours de soins des patients atteints d'une maladie chronique. Cependant, le Haut Comité de Santé Publique (HCSP) considère qu'une

ETP sera véritablement intégrée aux soins lorsqu'elle présentera les caractéristiques suivantes (23) :

- être permanente, présente tout au long de la chaîne de soins, intégrée à une stratégie globale de prise en charge, régulièrement évaluée et réajustée ;
- faire l'objet d'une coordination et d'un partage d'informations entre soignants :
- être accessible à tous les patients, sans obligation d'adhérer à un programme particulier pour en bénéficier ;
- être ancrée dans la relation soignant/soigné, faire partie intégrante des activités de tout soignant en étant adaptée au contexte de chaque soin, être fondée sur l'écoute du patient, sur l'adoption par le soignant d'une posture éducative ;
- être centrée sur le patient et non sur des contenus d'apprentissage ;
- s'appuyer sur une évaluation partagée de la situation, entre patients et soignants, et sur des décisions concertées ;
- se construire à partir d'une approche globale de la personne qui prend en compte les besoins, les attentes et les possibilités du patient et de son environnement, dans leurs dimensions physiques, psychologiques, culturelles et sociales ;
- être officiellement reconnue et valorisée : mentionnée dans les recommandations professionnelles relatives aux différentes pathologies, financée dans le cadre des pratiques professionnelles et des activités de recherche, enseignée aux professionnels de santé en formation initiale et continue.

Dans l'ETP, deux acteurs sont donc impliqués : le patient et le soignant. Le patient et le soignant sont des partenaires dans la prise en charge. En effet, le patient se place en tant qu'acteur de son traitement et cherche à maîtriser, intégrer sa maladie et le soignant doit se centrer sur les préoccupations et les priorités du patient et l'aider en lui donnant les « armes pour agir ». Il y a donc un partage des responsabilités et des soins entre les patients et les soignants qui peut, dans certains cas, se matérialiser par un « contrat » thérapeutique entre le patient et le soignant. De ce fait, il est indispensable d'être à l'écoute des patients et de leurs problématiques. De plus, la mise en œuvre de l'ETP dépend des dispositions à la fois des soignants et des patients, c'est-à-dire de leur volonté et de leurs capacités à mettre en pratique cette technique.

Or, une enquête internationale a été réalisée, en 2008, sur la perception que les patients porteurs de maladie chronique ont du système de soin. Sur tous les items qui s'intéressent aux attitudes des médecins visant à favoriser l'implication des patients, les scores, en France, sont parmi les plus bas : qu'il s'agisse d'encourager le patient à poser des questions, de l'associer au choix du traitement, de discuter avec lui des priorités et des objectifs concernant les soins ou de lui donner les moyens de gérer son traitement à domicile, ce qui est loin d'une relation partenariale (24).

III. Constat

Depuis la loi relative à l'Hôpital, aux Patients, à la Santé et aux Territoires (HPST) de 2009, tout professionnel de santé intervenant dans le parcours de soins d'un patient atteint de maladie chronique peut pratiquer l'ETP. A l'heure actuelle, dans l'agglomération grenobloise, il existe différentes offres éducatives que ce soit en ambulatoire ou en secteur hospitalier.

a. Les médecins généralistes

Les médecins généralistes sont en général les premiers maillons de la chaîne de soins. Ils sont souvent présents lors de la découverte d'un diabète de type 2. L'ETP doit être initiée le plus tôt possible après la date du diagnostic d'une maladie chronique. De ce fait, les médecins généralistes devraient être les initiateurs de l'ETP. C'est d'ailleurs ce que recommande le rapport du HCSP de novembre 2009 sur l'éducation thérapeutique intégrée aux soins de premiers recours (23). En partant du principe que la prévalence du diabète est élevée et en augmentation, les structures dédiées à l'ETP ne pourront être l'unique solution pour assurer l'ETP. Ce rapport recommande donc que le médecin traitant en soit le premier acteur. La loi HPST place également le médecin généraliste au cœur de l'ETP (23).

Cependant, par manque de temps, de formation et de financement, l'ETP est difficilement réalisable en médecine générale. Un travail de thèse d'O. Bourit portant sur l'ETP des personnes diabétiques de type 2 en médecine générale (25) fait ce constat en montrant que les médecins généralistes rencontrent différentes difficultés à la réalisation de l'ETP (par ordre décroissant) : manque de temps, manque d'outils pédagogiques, manque de formation, manque de motivation et d'adhésion des patients. L'étude ENTRED (Echantillon National Témoin Représentatif des pErsonnes Diabétiques) (26) a d'ailleurs montré que 80 % des médecins ont des difficultés à pratiquer l'ETP par manque de temps et 70 % considèrent leur rémunération actuelle comme un frein. Cela rejoint également les résultats de la thèse de C. Peccoux-Levorin portant sur l'implication des médecins généralistes dans l'ETP des patients diabétiques de type 2 (27).

b. Les pharmaciens d'officine

Le Comité d'éducation sanitaire et sociale de la pharmacie française (CESPHARM) et la commission permanente de l'Ordre national des Pharmaciens soutiennent activement l'implication des pharmaciens d'officine dans l'éducation thérapeutique. Il se réfère au code de Déontologie de la profession, à la Convention nationale signée avec l'Assurance Maladie et à la loi portant sur la réforme HPST (28) qui stipule que les pharmaciens peuvent participer à l'éducation thérapeutique. Leur intervention se déroule généralement lors de la dispensation des médicaments dans les officines et, plus rarement, dans le cadre de séances d'éducation collectives sur la connaissance et la gestion des traitements (23).

Ces réflexions autour de l'implication des professionnels de santé de premier recours montrent ô combien l'ETP est une démarche pluriprofessionnelle (caractère incontournable) qui nécessite une coordination des professionnels de santé du parcours de soins des patients et des modalités d'organisation permettant à chaque acteur de participer à cette démarche et d'orienter les patients vers des offres éducatives adaptées et variées dont ils devraient connaître parfaitement les contenus et organisations.

c. Les associations de patients

Il existe plus de 14 000 associations de patients actives en France dont 195 concernant le diabète (29).

L'Association Française des Diabétiques (AFD) est une fédération, dotée d'un siège national et d'un réseau de plus d'une centaine d'associations locales et régionales, réparties sur l'ensemble du territoire national (30). Le réseau du département de l'Isère est l'Association Française des Diabétiques du Dauphiné (AFDD) créée en 1983. Une permanence hebdomadaire est mise en place au CHU de Grenoble. La vie associative est rythmée par des activités et des ateliers réguliers réservés aux adhérents (marche active, atelier diététique...) ; des actions « grand public » ouvertes à tous (conférences, actions d'information et de dépistage...) ; des actions de détente et de loisirs (randonnées...).

d. ETP du pavillon E

Le pavillon E du CHU de Grenoble propose des programmes d'ETP pour les patients diabétiques, et en particulier les patients diabétiques de type 2, en ambulatoire. Les patients sont adressés sur recommandation médicale par un médecin généraliste, un diabétologue ou bien un service d'hospitalisation. Ces programmes d'ETP existent depuis 2011 et ont pour objectifs de :

- favoriser l'expression des représentations de la maladie et du traitement, des difficultés, du vécu au sein d'un groupe de « pairs »,

- préserver, améliorer la qualité de vie des patients,

- fournir les moyens d'une meilleure compréhension pour permettre de faire les liens entre les actions thérapeutiques et leurs conséquences,

- renforcer et/ou accompagner l'élaboration de stratégies face à des situations vécues ou en projet en s'appuyant sur les ressources du groupe,

- renforcer les compétences d'auto-soins, de sécurité et d'adaptation en élaborant des outils pour limiter ou éviter les hypoglycémies et les hyperglycémies, en définissant ou en affinant les bases d'une alimentation équilibrée, adaptée au goût de chacun et cohérente avec le traitement, en observant, vérifiant et validant les gestes techniques et enfin, en accompagnant les changements.

Les programmes se déroulent sous forme de stages de 3 ou 5 jours et consistent en des tables rondes. En 2011 et 2012, 226 patients diabétiques de type 2 ont participé à ces stages.

e. ProxYdiab38

ProxYdiab38 est une offre d'ETP ambulatoire hors réseau mise en place au printemps 2009 pour les patients diabétiques de type 2 traités par antidiabétiques oraux et au maximum une injection d'insuline basale. Les objectifs de la structure (31) sont de :

- offrir au plus grand nombre de patients diabétiques de type 2, en proximité et hors réseau des actions d'ETP,

- permettre au patient de mieux comprendre sa maladie, ses traitements afin de mieux se soigner au quotidien,

- améliorer l'équilibre glycémique et la qualité de vie perçue par le patient,

- apporter des conseils diététiques, pratiques, d'équilibre alimentaire et favoriser l'activité physique,

- apprendre à maîtriser les gestes nécessaires afin de prévenir les complications,

- favoriser une meilleure coordination du parcours de soins des personnes diabétiques sur la région Rhône Alpes en proposant un service d'ETP ambulatoire et gratuit.

Après 2 ans d'activité, 370 patients ont participé aux programmes d'ETP proposés par ProxYdiab38, 76 % des patients étant adressés par leur médecin généraliste et 24 % par leur diabétologue (32).

f. La sécurité sociale avec le programme Sophia

La Caisse Nationale de l'Assurance Maladie des Travailleurs Salariés (CNAMTS) a construit à partir de 2007 une stratégie globale visant à améliorer la prise en charge des patients diabétiques et à diminuer à terme le coût de la pathologie. L'accompagnement des patients par le programme SOPHIA en 2008 en constitue l'un des volets. Le programme SOPHIA, s'inspirant des « disease management » aux Etats-Unis, consiste à renforcer l'implication et la responsabilité des assurés diabétiques dans la gestion et la maîtrise de leur maladie par la mise en œuvre d'un « coaching » téléphonique, effectué par des infirmiers salariés de l'assurance maladie (75 actuellement) formés, placés sous l'autorité de médecins et regroupés aujourd'hui sous deux plateformes d'appel.

L'adhésion des patients est volontaire, exprimée par le retour d'un bulletin d'inscription envoyé par la CPAM aux assurés identifiés comme diabétiques. En 2012, le taux de participation à SOPHIA est de 30% depuis le début du programme : 125 098 assurés ont été inclus sur les 439 568 patients sollicités (21).

Le repérage et la sélection des patients s'opèrent par une analyse de données de consommation médicale du système national d'information inter-régimes de l'assurance maladie (SNIIRAM) et du Programme de

Médicalisation des Systèmes d'Information (PMSI). Dès lors que le patient a accepté d'être inclus dans le programme, ses données médicales sont actualisées annuellement par le biais de questionnaires qui lui sont adressés ainsi qu'à son médecin traitant. N'ayant pas d'accès immédiat aux résultats des examens des patients, les conseillers ne peuvent jouer qu'un rôle d'alerte et de « coaching » adapté à la situation réelle des patients.

L'évaluation de la satisfaction des patients et des médecins relative au programme SOPHIA a été effectuée en 2011 sur la base de questionnaires ou d'entretiens téléphoniques. Les patients se déclarent satisfaits du service à 91% et soulignent des effets positifs sur la réalisation des examens de suivi (70%) de leur maladie, sur le suivi de leur traitement (69%), sur leur alimentation (69%) et l'activité physique (53%). Les médecins sont, en revanche, peu satisfaits des modalités pratiques du programme (46%) (21).

Une évaluation médico-économique a été effectuée à un an de la mise en place du programme SOPHIA. Seulement 43% des adhérents bénéficient de trois dosages d'HbA1c annuellement et 45.2% d'une consultation ophtalmologique (21). Le gain économique n'a pu être évalué par l'émergence encore récente du programme.

g. Observations

Malgré l'existence de démarches éducatives en secteur hospitalier dédié et en ville, certains patients diabétiques de type 2 sont multihospitalisés après avoir participé à une ou plusieurs offres éducatives et d'autres n'ont participé à aucune offre pour des raisons diverses : - côté soignants : proposition non faite par les soignants du fait d'une non connaissance des offres existantes, d'une non adhésion à cette démarche ; - côté patients : proposition refusée pour différentes raisons dont un manque de disponibilité, un problème d'accessibilité, une non perception de l'intérêt d'une telle participation...

On peut donc se poser la question de la place de l'hospitalisation « classique » dans ce parcours de soins intégrant des offres éducatives ? Que pouvons-nous imaginer, structurer auprès des patients diabétiques de type 2 hospitalisés pour répondre à leurs besoins pendant ce temps d'hospitalisation et pour préparer la sortie et le relais avec les offres éducatives de ville ?

De plus, les patients diabétiques de type 2 présentent généralement un syndrome métabolique et de ce fait, sont amenés à prendre de multiples médicaments au quotidien. Chez les patients diabétiques, l'observance médicamenteuse est comprise entre 16 et 63 % sur une période de douze mois et entre 29 et 70 % sur vingt-quatre mois (33).

Les patients diabétiques de type 2 hospitalisés ont-ils des attentes et besoins spécifiques en lien avec leurs médicaments ? Si tel est le cas, quels types d'offres éducatives seraient les plus adaptés pendant le temps d'hospitalisation ?

IV. Objectifs principaux

L'objectif de ce travail est donc de faire l'état des lieux des attentes et des besoins éducatifs des patients hospitalisés diabétiques de type 2 et, plus particulièrement concernant la problématique médicamenteuse, dans le but d'évaluer si les offres de soins existantes répondent à ces besoins ou si une démarche d'ETP intégrée à ce temps d'hospitalisation serait adaptée. En parallèle, une enquête est réalisée auprès du personnel soignant du service de Diabétologie afin de connaître leur point de vue sur les besoins éducatifs des patients diabétiques de type 2 hospitalisés et d'évaluer leur perception de l'intérêt et de la faisabilité du développement d'une offre éducative dans l'unité de soins pendant le temps d'hospitalisation.

MATERIELS ET METHODES

L'analyse de besoins est une méthode qui permet de caractériser de manière qualitative et quantitative les besoins exprimés ou non exprimés par les patients. Ces besoins diffèrent-ils de ceux perçus par les soignants ? Leur identification est le pré-requis indispensable à toute construction d'une offre éducative (34).

Pour connaître les points de vue personnels (côté patients) et professionnels (côté soignants), des patients et des professionnels de santé ont été vus en entretien individuel dans le service de Diabétologie du CHU de Grenoble par une seule et même personne, l'interne en pharmacie du service, sur une période de deux mois et demi (du 11 juin au 19 août 2013).

I. Elaboration des guides d'entretien

Deux guides d'entretiens semi-directifs ont été élaborés.

Le premier guide d'entretien permet de réaliser des entretiens auprès des patients dans le but de connaître :
- l'impact de leur maladie et de leurs médicaments sur leur vie,
- les attentes qu'ils ont concernant leur hospitalisation à leur arrivée,
- ce que leur a apporté l'hospitalisation et ce qui leur a manqué
- leur avis et leur possible intérêt sur une proposition d'offre d'éducation thérapeutique pendant l'hospitalisation dont une qui ciblerait les médicaments.

Le deuxième guide d'entretien a été conçu pour mener une enquête auprès du personnel soignant du service de Diabétologie afin de connaître :
- leur avis sur ce qu'ils pensent être les attentes et les besoins de ces patients hospitalisés,

- leur description des actions actuelles existantes dans le service pour répondre à ces besoins,
- ce qu'ils identifient comme manques éventuels
- les idées qu'ils auraient pour répondre aux besoins non pris en charge actuellement pendant le temps de l'hospitalisation et/ou la façon de faire des ponts avec d'autres offres éducatives.

Les questions et items de ces guides ont été créés en lien avec les objectifs visés cités précédemment et ont ensuite été testés auprès d'un patient hospitalisé dans le service de Diabétologie pour le guide d'entretien patient et auprès d'une infirmière travaillant dans le service d'Endocrinologie pour le guide d'entretien soignant.

Les guides d'entretien patient et soignant sont présentés respectivement en annexes 1 et 2.

II. Echantillonnage ou population visée

Les patients diabétiques de type 2 sont vus en entretien individuel à leur arrivée dans le service de Diabétologie pour connaître leurs difficultés vécues au quotidien en lien avec leur diabète et leur traitement (médicamenteux et non médicamenteux). Puis, ils sont revus la veille ou le jour de leur sortie d'hospitalisation afin de savoir si, durant l'hospitalisation, ils ont identifié de nouvelles difficultés ou problèmes, si ce temps d'hospitalisation a répondu à leurs attentes et s'ils seraient partants pour participer à des séances d'ETP individuelles et/ou de groupe et sur quelles thématiques. Les patients interrogés sont des personnes diabétiques de type 2 anciennement diagnostiquées, de ce fait hors découverte de diabète, hospitalisées pour déséquilibre hyperglycémique chronique, parlant et comprenant le français et n'ayant pas de troubles cognitifs et/ou psychologiques empêchant la réalisation de l'entretien.

Concernant le personnel soignant, ont été vus en entretien individuel plusieurs corps de métier travaillant dans le service de Diabétologie du CHU de Grenoble, dans le secteur médical et paramédical et ayant des anciennetés d'exercice professionnel variées.

III. Recueil

Les entretiens ont été réalisés par une seule et même personne, l'interne en pharmacie du service de Diabétologie. Les entretiens n'ont pas été enregistrés mais ont été transcrits manuellement en temps réel à l'aide d'un tableau facilitant le recueil des données.

IV. Analyse

Les entretiens, une fois effectués, ont été retranscrits informatiquement, puis une analyse thématique des verbatim a été réalisée par l'enquêteur et par deux autres professionnels de santé n'ayant pas participé aux entretiens et étant formés à l'analyse thématique. Ceci a permis de croiser les unités de signification qui ont émergé afin d'établir une liste des thématiques communes et de créer une catégorisation selon la méthode de transversalité thématique (35). Le but de l'analyse était de donner un sens aux données recueillies afin de répondre aux différentes questions de recherche posées.

RESULTATS ET DISCUSSION

Dans une première partie, les résultats des entretiens conduits auprès des patients sont décrits, puis, dans une deuxième partie, ceux concernant les professionnels de santé.

Pour respecter l'anonymat des personnes interrogées, « P + chiffre » signifie Patient par ordre d'interview et « S + chiffre » se réfère au Soignant par ordre d'interview.

I. Les patients

a. Les caractéristiques des patients interrogés

Vingt patients ont été interviewés : dix femmes et dix hommes. Leur âge moyen était de 62.7 ans (de 36 à 79 ans). L'ancienneté du diabète était en moyenne de 16 ans, le plus récemment diagnostiqué datant de 1 an et le plus anciennement diagnostiqué de 26 ans.

Tous les patients étaient hospitalisés pour déséquilibre hyperglycémique de leur diabète de type 2. Leur hémoglobine glyquée (HbA1c) moyenne à l'entrée était de 11.4 %, les hémoglobines glyquées variant de 9.3 % à 15.2 %.

Les patients étaient traités par 7 médicaments différents en moyenne toute pathologie confondue dont 2.7 soit 3 lignes de traitement en moyenne pour le diabète. 13 d'entre eux recevaient un traitement par insuline (soit 65 % des patients inclus).

Le détail des caractéristiques des patients est présenté dans le *tableau I* ci-dessous.

Patient	Sexe	Age (ans)	Ancienneté du diabète (ans)	HbA1c à l'entrée (%)	Nombre de lignes de médicaments	Nombre de lignes de médicaments antidiabétiques	Traité par insuline
1	F	36	12	10.2	5	3	Oui
2	H	64	24	9.9	9	3	Oui
3	F	73	23	11.3	9	3	Oui
4	H	63	6	9.8	6	1	Non
5	H	71	25	11.5	10	4	Oui
6	H	58	13	9.3	7	3	Oui
7	H	49	15	11.7	8	4	Oui
8	F	62	26	11.6	6	3	Oui
9	F	79	3	15	2	1	Non
10	H	60	20	10	8	2	Non
11	F	74	23	14.3	4	1	Non
12	H	78	13	13.8	5	2	Non
13	F	73	20	10.3	7	3	Oui
14	F	50	6	11.3	8	2	Non
15	F	66	20	9.6	10	3	Oui
16	H	60	20	10.7	8	3	Oui
17	F	69	13	9.7	8	3	Oui
18	F	46	2	10.2	6	4	Oui
19	H	60	15	12.5	6	4	Oui
20	H	63	1	15.2	7	2	Non

Tableau I. Caractéristiques des patients diabétiques de type 2 hospitalisés interrogés

b. Représentations de la maladie et des médicaments et difficultés rencontrées au quotidien

Le premier objectif de ce travail était d'identifier, à leur arrivée dans le service de Diabétologie, les représentations des patients vis-à-vis de leur diabète et de leurs médicaments (de façon générale ainsi que des médicaments antidiabétiques), et l'impact (les difficultés rencontrées) dans leur vie quotidienne en lien avec leur diabète et sa prise en charge.

Les différentes thématiques retrouvées dans chaque catégorie sont classées par ordre décroissant de fréquence de citation par les patients.

1. Préoccupations et difficultés perçues comme en lien avec le diabète

Trois questions ont été posées pour identifier les difficultés rencontrées par les patients en lien avec leur diabète : qu'est-ce qui vous préoccupe le plus concernant votre diabète ? Quel est l'impact de votre diabète sur votre vie ? Quelles sont les situations en lien avec votre diabète qui vous posent problème dans votre quotidien ?

1.1. La nécessité d'adapter leur alimentation (12/20)

Une alimentation équilibrée, ni trop grasse, ni trop sucrée correspond à une stratégie de prise en charge du diabète de type 2 ce qui contraint les personnes diabétiques à adapter leur alimentation au quotidien : P2 : « *On fait attention à ce qu'on mange. Quand je ne fais plus attention, j'en fais les frais !* » ; P3 : « *Quand on va à une fête* (club du 3e âge)*, la plupart du temps, l'apéro dure jusqu'à 14h30 et après, on mange toute l'après-midi, donc c'est pas bon pour nous. Je leur ai déjà dit.* » ; P4 : « *... je ne peux* *pas manger n'importe quoi.* » ; P6 : « *On fait le régime qu'il faut faire.* » ; P9 : « *Maintenant, il va falloir que je choisisse mes aliments d'une façon plus stricte... être obligée de surveiller un peu ce que je fais en cuisine. Moi qui aime bien les jus de fruits, ça pose un problème.* » ; P10 : « *L'alimentation. Il faut s'adapter. On essaie de faire attention. J'ai un embonpoint certain, on va dire...* » ; P13 : « *La nourriture où il faut faire attention pour le diabète.* » ; P14 : « *Quand j'étais ici il y a 2 ans, j'ai eu la visite d'une diététicienne qui m'avait dit que quand je mangeais un fromage blanc, ça fait 3-4 sucres ! Je n'ai pas un goût prononcé pour le sucré. Les gâteaux, les biscuits, je peux y renoncer facilement. Le problème, c'est la glace ! Quand il fait chaud comme ça... Et aussi les jus de fruits.* » ; P15 : « *L'année dernière, j'étais allée voir une diététicienne mais ce n'est pas remboursé et c'est 70 € la séance, c'est très difficile et on ne s'en sort pas. Je n'ai perdu qu'un gramme en 3 mois et la diététicienne a baissé les bras !* » ; P17 : « *Je l'ai toujours bien vécu ! J'étais gourmande, j'aime bien sortir et m'amuser, je ne bois pas et donc, le diabète interfère sur ma vie, je dois faire très attention. Du coup, je m'interdis le sucre mais ça ne me manque pas mais bon, un dessert de temps en temps, ça fait plaisir !* » ; P18 : « *...avec la nourriture. Il faut contrôler et essayer de ne pas tomber dans l'exagération, dans l'excès. Je suis « jalouse » de ne pas pouvoir manger comme je veux et tout et n'importe quoi. J'aime bien les bonnes choses. Il faut faire gaffe !* » ; P19 : « *... relation avec la nourriture un peu culpabilisante quand on fait des excès.* ».

Le changement des habitudes alimentaires fait partie des changements difficiles à vivre et à mettre en place par les patients et engendre une certaine culpabilité dès que le patient perçoit qu'il fait un écart. Les patients ont également encore des représentations erronées concernant la nécessité de supprimer ou de limiter seulement les aliments sucrés sans percevoir le rôle primordial des aliments gras.

Il est donc nécessaire d'évaluer les représentations des patients sur ce qu'est une alimentation adaptée pour une personne diabétique, leurs représentations générales au sujet de l'alimentation, leurs préférences alimentaires et la place que le patient donne à l'alimentation dans sa vie.

1.2. La nécessité de modifier leur mode de vie (11/20)

La prise en charge du diabète impose certaines contraintes qui conduisent les patients à changer leurs habitudes et leur mode de vie : P2 : « *Ça m'empêche de faire certaines choses... On m'a enlevé le permis de conduire car j'étais sous insuline.* » (ancien chauffeur de bus) ; P3 : « *Je ne peux pas bien dire. Je ne suis pas toute jeune. A mon âge, on ne fait plus grand-chose. Je ne sors jamais. Je ne pars plus car il y a des contraintes.* » ; P4 : « *Ça me change la vie, je dois prendre d'autres habitudes. Je vais changer mon mode de vie : faire un peu de marche, faire attention à ce que je mange, ce ne sera plus comme avant.* » ; P5 : « *Ça fatigue malgré tout. Je fais moins de choses car j'ai les yeux qui ont été touchés. Je ne peux plus conduire. J'espère qu'avec la greffe de cornée, je pourrai reprendre le volant. Il y a une certaine fatigue, lassitude.* » ; P6 : « *On fait en sorte de ne pas se blesser. On ne va pas se mettre sous un train parce qu'on a le diabète ! La vie est trop belle. La vie, on la voit autrement.* » ; P7 : « *Impact professionnel : il y a des compagnies qui vous interdisent de rouler* (conducteur de bus) *et peut-être que ça fait certains trucs au niveau sexuel qui n'est pas très bon. Ça esquinte tout à l'intérieur du corps.* » ; P8 : « *Je me fais une raison. J'ai 63 ans et je suis à la retraite. Ça bouleverse la vie car c'est des contraintes ! Ça fait un changement.* » ; P14 : « *Et avoir autant de rendez-vous de santé : j'ai 3 psychiatres qui me suivent et avec l'hémoglobine glyquée qui était assez haute, j'ai vu mon médecin traitant plus souvent. C'est un grand impact sur la vie !* » ; P15 : « *On n'a pas de force avec le diabète. D'être toujours fatiguée, être trop haute ou trop basse et de ne pas pouvoir voyager. Je ne me vois pas partir en Chine dans mon état, surtout en étant seule !* » ; P19 : « *Ça détermine une nouvelle manière de vivre, une attention plus grande à la santé car on fréquente le médecin régulièrement, une sorte de relation avec la nourriture un peu culpabilisante quand on fait des excès. Il y a des rituels (prise de sang, glycémie, prise de médicaments). Au départ, c'est un peu pesant et après, on prend l'habitude, les choses sont plus simples. Il faut s'astreindre à un certain nombre de choses et une hygiène de vie qui n'est pas toujours à niveau. Au bout d'un certain temps, ça ne pèse plus car on a l'habitude, mais, au départ, il y a des oublis. C'est une maladie grave qu'on a toujours entendu parler de l'extérieur et quand on est dedans, il faut se cadrer.* » ; P20 : « *Sur ma vie personnelle, depuis 2 ans, je ne touche plus ma femme. Mon médecin traitant m'avait prescrit des comprimés que j'ai payé 80€ et ça n'a pas fait d'effet !* ».

Le diabète est perçu comme un frein à réaliser certaines activités comme conduire, voyager ou encore vivre une relation sexuelle épanouie et nécessite de changer ses habitudes et son mode de vie. Un besoin de soutien psychosocial est mis en évidence et d'actions permettant de diminuer l'appréhension du changement par les patients.

1.3. La peur des complications et l'impact sur leur vie quotidienne lors de leurs survenues (11/20)

Dix patients expriment leur peur de l'avenir c'est-à-dire des complications du diabète, d'autant plus qu'ils décrivent une maladie silencieuse, sournoise qu'ils ne sentent pas évoluer jusqu'à la survenue de complications : P1 : « *Pas grand-chose qui me préoccupe plus que d'habitude. C'est une maladie évolutive. Ce qui peut se passer. C'est plus l'après que le présent.* » ; P2 : « *Les conséquences : la vue, les reins. Si ça va pas, les reins peuvent s'abîmer. La vue, c'est pareil. J'ai eu du laser. C'est une maladie sournoise. Elle est là, implantée. On a beau faire attention...* » ; P3 : « *...Autrement le diabète, je sais bien qu'un de ces jours, je partirai avec ça. On ne peut pas y guérir, ma maman, mon beau-père sont morts de ça. Ça entraîne beaucoup de choses. Je ne peux plus marcher à cause de la neuropathie et donc ça fait monter le diabète. C'est un cercle vicieux.* » ; P4 : « *Comme je sais que je vais l'avoir tout le temps, il faut que je fasse avec. Je ne voudrais pas que ça s'envenime mais que ça soit stabilisé.* » ; P5 : « *Les complications qui ont déjà un peu commencé. On est arrivé à les soigner, les stopper. Les douleurs que le diabète procure dans les mains, les pieds. C'est les tendons, les nerfs. Quand je marche, ça me fait perdre l'équilibre. Tout est bien réglé, suivi. Ce qu'on me fait, c'est efficace. C'est comme toute maladie, le diabète, on ne le sent pas venir.* » ; P10 : « *Je savais que j'avais un peu de diabète. D'ailleurs, j'avais un traitement depuis des années pour ça ! Depuis quelque temps, ça s'est enclenché à vitesse grand V, vu que je ne surveillais pas ce diabète ! Pour moi, ce n'était pas le plus important. J'avais une ordonnance et je prenais mes médicaments. Les taux qui ont augmenté et ce qu'on m'a expliqué (les complications) et surtout l'arrivée de l'insuline.* » ; P12 : « *Le diabète, j'ai eu un choc. J'ai eu une baisse de la vie sexuelle. Quand on est contrarié, ça travaille sur la personne et sur le diabète.* » ; P14 : « *L'amputation, ça me fait le plus peur mais l'auscultation des pieds tous les jours, je ne le fais pas car j'ai peur de trouver un début de plaie. Je fais l'autruche dans ce domaine-là !... Ça me fait peur au point de dire que je préfère la mort à ça !* » ; P18 : « *Surtout de ne pas arriver au stade où en est mon père ! Il a perdu un œil. Etant encore jeune, j'essaie d'aller contre la maladie qui peut être grave ! Ma grand-mère en est morte ! C'est une maladie très sournoise qui n'est pas facile à gérer tout le temps.* ».

Quatre patients décrivent les gênes induites dans leur quotidien par les complications liées au diabète comme la neuropathie: P2 : « *La neuropathie, c'est un peu gênant. J'ai toujours des douleurs. Des fois, la nuit, j'ai des douleurs sourdes malgré le Cymbalta, presque toutes les nuits. Cymbalta, ça calme mais pas trop. Je ne sens pas mes orteils, ils sont insensibles.* » ; P3 : « *Je ne peux plus marcher, je monte difficilement les escaliers et je ne sais pas. Je ne sais pas quoi vous répondre. Je sais que je diminue donc ça m'ennuie beaucoup. Il y a beaucoup de choses que je ne fais plus. Mais bon, c'est la vie, c'est comme ça.* » ; la rétinopathie : P5 : « *De ne plus pouvoir conduire à cause du diabète. Ça me chagrine beaucoup car j'aimais bien conduire. Heureusement qu'il y a ma femme qui conduit sinon je ne sais pas comment on ferait.* » ; les troubles sexuels : P20 : « *Depuis 2 ans, je ne touche plus ma femme.* ».

Il semble donc important de garder à l'esprit que les patients, lors de leur période d'hospitalisation, ont besoin d'être rassurés concernant les complications liées au diabète et qu'il est nécessaire d'identifier leurs représentations des complications (en lien avec les sources d'informations utilisées, avec un vécu personnel, et/ou de proches, et/ou d'autres patients rencontrés durant leur parcours de soins) afin de proposer une action adaptée.

1.4. L'incompréhension des fluctuations de leurs glycémies (10/20)

La principale préoccupation des patients est représentée par les variations itératives de leurs glycémies qui sont perçues comme incompréhensibles, inexplicables et ayant un impact négatif sur leur santé : P6 : « *Avant que je vienne ici, ce qui me choquait le plus, c'est que je faisais attention et plus on augmentait l'insuline, plus le diabète augmentait.* » ; P7 : « *C'est d'être ni trop bas, ni trop haut et faire une crise comme j'ai fait l'autre jour à cause du diabète car ça fait peur.* » (Le patient a fait une crise d'épilepsie) ; P8 : « *Le taux de glycémie qui n'arrivait pas à baisser, qui grimpait, il fallait adapter le traitement. Comme les cachets ne suffisaient plus, on m'a donné la Lantus, ça a marché et au bout d'un an, la glycémie était trop haute... En activité, ça pose des problèmes car on a une certaine fatigue. Les variations de taux, ça détraque l'organisme. Des fois, il faut réduire son train de vie et on ne peut pas tout faire.* » ; P11 : « *Qui monte et qui descend, qui fait le yoyo !* » ; P13 : « *Qu'il soit bien régulé comme il faut. J'ai baissé un peu les bras. Il y a des hauts et des bas. Les triglycérides étaient à 5.8, l'hémoglobine augmentait jusqu'à 12... ça a fait une explosion et tout est monté !* » ; P15 : « *Ce qui me préoccupe c'est que je n'arrive plus à la baisse, à le réguler et je suis très, très fatiguée. C'est cette fatigue permanente et le fait d'être trop bas ou trop haut et de ne pas pouvoir le corriger... Je ne sais pas reconnaître les hypoglycémies des hyper. Je n'ai plus de repère. Le mouvement, des fois, me fait élever le diabète.* » ; P16 : « *Je ne sais pas pourquoi des fois j'ai un taux de diabète élevé et des fois c'est bien. Des fois, je suis fatigué et c'est bien et vice versa !* ».

L'instabilité des glycémies est une source d'angoisse pour les patients qui perdent leurs repères et associent cette instabilité à la survenue d'un état de fatigue difficile à vivre, un risque de crise d'épilepsie et de survenue de complications chroniques, ou identifient cette situation comme la cause de la mort d'un proche. Il en résulte un cortège d'émotions négatives qui peuvent conduire à un découragement des patients face à la situation qu'ils subissent et à un sentiment que leurs efforts ne payent pas. Il existe une incompréhension des patients vis-à-vis du décalage qu'il peut y avoir entre certains signes comme la fatigue et les glycémies qui ne sont pas toujours en corrélation. De ce fait, les patients ont besoin de prendre conscience que certains facteurs à l'origine de leurs variations de glycémies ne dépendent pas d'eux et ont besoin de lâcher prise par rapport à l'idée d'une glycémie parfaitement contrôlée du fait du caractère irréaliste de cet objectif compte tenu de la complexité et de la diversité des facteurs impliqués dans la variation des glycémies. De plus, les besoins de renforcer leur confiance quant à l'efficacité des traitements et de prendre conscience des ajustements de traitement nécessaires, médicamenteux comme non médicamenteux, ont été mis en évidence.

1.5. Aucune difficulté au quotidien perçue comme en lien avec leur diabète (9/20)

Neuf patients expriment le fait que leur diabète n'a pas d'impact sur leur vie quotidienne, soit du fait d'un environnement propice et/ou aidant (familial ou professionnel), soit d'aucune ou des modifications perçues comme minimes de leurs habitudes de vie, ou d'une attitude positive pour intégrer la maladie « *on peut vivre comme tout le monde en étant diabétique* » : P1 : « *Pas d'impact car dans la famille, il y en a, les amis le savent et les collègues aussi. Je ne me cache pas.* » ; P4 : « *Je sais pas trop car maintenant je suis retraité. Je fais avec mon diabète donc ça pose pas trop de problème.* » ; P6 : « *Non. J'ai été chauffeur de poids lourds mais on m'a enlevé mon permis de chauffeur de poids lourds mais pas à cause du diabète. Je suis toujours chauffeur.* » ; P12 : « *Je mange de tout et je bouge. J'ai jamais eu de gros pics... C'est l'AVC qui me pose des problèmes car je ne peux plus faire ce que je veux parce que ma jambe est fragile, il faut que je fasse attention sinon je tombe. Le diabète, ça ne m'a pas empêché de travailler.* » ; P16 : « *Pour le moment, ça ne me gêne pas.* » ; P17 : « *Non, pas trop, je m'y habitue donc je n'y pense plus.* » ; P18 : « *Il n'y en a pas vraiment. J'essaie de vivre comme tout le monde. C'est pas parce que je suis diabétique que je ne peux pas vivre comme tout le monde. Il faut que le moral soit bon ! J'essaie de ne pas m'en faire. Les médicaments sont là pour ça ! Il y a plus d'impact par rapport à mon poids que par rapport au diabète ! Car avec le diabète, on peut vivre comme tout le monde en faisant attention.* » ; P19 : « *Le diabète ne me coûte pas grand-chose au quotidien.*

Il faut juste une bonne hygiène de vie. » ; P20 : « *Je peux pas dire qu'il y ait un impact. Je suis à la retraite. Sur ma vie professionnelle, il n'y a pas d'impact.* ».

Cependant, aucun patient ne répond par la négative aux trois questions posées. Différentes problématiques spécifiques en lien avec le diabète ont donc pu être identifiées au cours des entretiens et tous les patients interrogés disent être préoccupés par leur diabète même ceux pour qui le diabète n'est pas perçu comme ayant un impact ingérable sur leur quotidien.

1.6. Les contraintes organisationnelles engendrées par la prise en charge médicamenteuse du diabète (8/20)

Huit patients sont préoccupés par les contraintes organisationnelles induites par le traitement médicamenteux (surtout quand il y a une réalisation d'injections d'insuline) et son nécessaire de surveillance associé (savoir réaliser une glycémie capillaire, avoir son matériel d'autosurveillance toujours sur soi, gérer seul ce matériel technique spécifique) : P1 : « *Etre régulière dans le temps. Faire la glycémie à telle heure, je ne peux pas m'arrêter de travailler.* » ; P4 : « *C'est contraignant. Le fait de faire la piqûre, faire la piqûre tous les jours à telle heure...* » ; P8 : « *Maintenant c'est à vie, il faut faire les piqûres, se contrôler, on s'en passerait !* » ; P9 : « *c'est ici que j'ai trouvé qu'on faisait beaucoup de dose, piqûres, des injections !* » ; P10 : « *Mais maintenant, il y a les contraintes de se contrôler, de se piquer. Ça va impacter le déroulement de ma vie !* » ; P15 : « *Je ne contrôlais pas systématiquement les glycémies pour le trou de la SECU.* » ; P19 : « *Les médicaments ne faisaient plus d'effet et la crainte de penser à un diabète insulinodépendant complètement. L'insuline, ça demande des contraintes plus importantes et quand on a une vie très mobile, ça demande de prévoir beaucoup plus !* » ; P20 : « *C'est l'obligation. Avant, j'étais libre de tout mais maintenant ce qui me préoccupe, c'est pas d'être malade, mais c'est d'avoir une obligation. Ça m'a changé la vie complètement. C'est tous les appareils : prendre la glycémie et se piquer par rapport à la glycémie... Quand on va au restaurant, il faut emmener l'appareil !* ». Une patiente traitée par pompe à insuline a évoqué également le fait de se sentir seule vis-à-vis de sa pompe : P3 : « *C'est que j'habite dans un bled loin de tout et, une fois à La Mûre, personne ne sait faire marcher une pompe, ni mon infirmier.* ».

De nouveau, ressort de ces verbatim, la difficulté d'adaptation éprouvée par les patients en lien avec leur sentiment de ne pas être capables d'assumer cette charge, ces compétences que le diabète leur demande au quotidien. Les patients expriment leur sensation de subir les contraintes que représentent les injections d'insuline, l'autosurveillance glycémique, leur sentiment d'avoir perdu leur spontanéité du fait de porter ce fardeau tous les jours, à tous les endroits, lors de tous les événements de leur vie !

Ceci montre l'importance de proposer à ces patients un accompagnement leur permettant d'identifier les ressources à leur disposition en eux (renforcement de leur estime d'eux-mêmes et de leur croyance en leurs capacités) et dans l'environnement afin de les aider à faire face à des situations contraignantes tout en retrouvant un équilibre leur permettant de redonner un sens à leur vie quotidienne, de se reconstruire « redevenir autrement le même avec la maladie » (26).

1.7. <u>Identifier une activité physique adaptée à leur santé et qu'ils aiment</u> (4/20)

L'activité physique est également un traitement primordial du diabète de type 2. Cependant, certains patients expriment le fait que le diabète a un impact sur leur forme physique (notamment lors d'épisodes d'hypoglycémie ou de nécessité d'effort intense) ce qui les empêche de pratiquer les activités qu'ils faisaient auparavant : P2 : « *Je faisais beaucoup de plongée sous marine et je ne pouvais plus en faire.* » ; P13 : « *C'est quand même gênant par rapport à tout ! Il faut toujours faire attention. Je suis essoufflée. Avant, je n'étais pas essoufflée comme ça. C'est de pire en pire ! Ça fait 3-4 ans. Avant, j'aimais bien sortir pour aller aux champignons mais maintenant, il me faut beaucoup plus de temps.* » ; P15 : « *Je suis souvent fatiguée mais j'ai trop de choses, les douleurs... Je ne peux pas faire du sport, de la montagne mais je suis très volontaire... On n'a pas de force avec le diabète.* ». Certains patients sont embêtés par les variations de leurs glycémies qui leur procurent une certaine fatigue et notamment les hypoglycémies : P16 : « *Ce qui me pose problème de temps en temps, c'est que, quand je vais en montagne, j'ai du mal à revenir. Je ne mange pas assez quand c'est une sortie qui n'est pas prévue et j'ai du mal ! Donc je m'arrête 30 minutes - 1 heure pour récupérer.* ».

Ces verbatim montrent que les patients ont besoin de trouver une activité physique, non seulement, adaptée à leur forme physique actuelle mais surtout qu'ils aiment et qui leur procurent du plaisir. Ils ont, de plus, besoin de se sentir de nouveau capables de réaliser cette activité physique en regard de leur condition physique. Les soignants devront donc être vigilants au choix du patient afin de valider avec lui que son choix est réaliste et faisable pour éviter toute déception qui aurait un effet délétère sur l'estime de soi du patient, qu'il aura investi dans cette démarche sans perception de retour positif. Cette posture est d'autant plus importante que les résultats de ce travail ne cessent de montrer le besoin criant de renforcement de la confiance en soi, en ses capacités de ces patients. Dans le cas où certaines activités seraient interdites du fait d'un trop grand risque pour le patient (notamment d'hypoglycémies) comme la pratique de la plongée, un travail de « deuil » pourra être entrepris avec le patient associé avec la recherche de stratégies alternatives avec lui et le concours potentiel de son entourage afin de trouver une ou plusieurs activités physiques compatibles avec les préférences du patient, prenant en compte les relations spécifiques du patient avec la pratique de l'activité physique, ses habitudes de vie et les contraintes du diabète.

2. Représentations des médicaments

2.1. L'utilité des médicaments (11/20)

Une des premières représentations des patients concerne l'utilité du médicament (soulager, guérir, soigner) ; comme par exemple : P2 : « *Guérir ce qu'on a. Si on est malade, on prend un médicament. Je ne trouve pas qu'il y ait des médicaments de confort. Si on prend des médicaments, c'est parce qu'on en a besoin.* » ; P3 : « *Quand je suis malade, je veux bien prendre des médicaments.* » ; P4 : « *Pour soigner, soulager.* » ; P6 : « *En principe, quand on parle de médicaments, c'est des trucs pour soigner...* » ; P8 : « *C'est pour soigner les maladies, aussi bien la tension qu'une maladie... Si on ne les avait pas, on irait moins bien...*» ; P9 : « *C'est pour soulager sinon ce ne serait pas la peine d'en prendre !* » ; P10 : « *Les médicaments = soulagement. Quand on prend un médicament, ce n'est pas par plaisir, pas pour moi en tout cas.* » ; P12 : « *C'est grâce à la médecine que je suis encore là...* » ; P15 : « *Soulagement. C'est fait pour guérir avant tout.* » ; P17 : « *L'utilité, je suppose. C'est utile pour se soigner.* » ; P18 : « *Je pense à une maladie. Les médicaments, c'est pour qu'on se soigne.* ».

Plus de la moitié des patients interrogés perçoivent le bénéfice apporté par les médicaments. La balance bénéfices/risques des médicaments est plutôt favorable.

2.2. La prise de médicaments n'est pas anodine (6/20)

Cependant, quand on prend des médicaments, ce n'est pas sans risque ! P2 : « *Moins on en prend, mieux on se porte.* » ; P3 : « *Des fois, ça fait effet et des fois non ; ça détraque autre chose. Exemple, le Glucophage donne des diarrhées. Il y a beaucoup de trucs qu'on ne me donne plus. Maintenant, je prends du Stagid.* » ; P6 : « *il y a certains médicaments qui font plus de mal que de bien...* » ; P7 : « *Il ne vaut mieux pas en prendre car ça esquinte l'organisme.* » ; P15 : « *je pense à Médiator, Actos, Isoméride, 3 médicaments que j'ai pris et qui sont retirés du marché. En 97, j'avais une douleur à la poitrine, on m'a fait une scintigraphie du cœur et on a découvert une insuffisance cardiaque et coronarienne et on m'a retiré le Médiator.* » ; P19 : « *Les médicaments sont plutôt positifs à partir du moment où il n'y a pas d'effet indésirable.* ».

Même si la balance bénéfices/risques est favorable, un peu plus d'un quart des patients constatent les risques des médicaments à travers les effets indésirables notamment parce qu'ils en ont fait une expérience personnelle ou qu'ils en ont été informés par l'actualité.

2.3. L'expression d'un « ras-le-bol » (4/20)

Le vécu d'effets indésirables, le grand nombre de médicaments à prendre, les changements intempestifs avec les génériques et la perspective d'une prise chronique quotidienne de médicaments épuisent la motivation des patients à adhérer à leurs prises médicamenteuses et entrainent des difficultés d'adhésion : P1 : « *C'est lourd à prendre tous les jours. Il faut mais des fois, je baisse les bras.* » ; P12 : « *des fois, on n'est pas régulier et on arrive à en avoir marre. On arrive à un moment où Basta ! Quand on arrive à un certain âge, on en a un peu marre.* » ; P14 : « *J'ai pas envie d'en prendre. Ça me fait me sentir malade et ça me fait penser que je suis une vieille !* » ; P20 : « *il y a un moment où j'arrive à un stade et je ne les prends plus car j'en ai marre !* ».

Afin d'améliorer l'adhésion des patients à leur traitement médicamenteux, il semble incontournable d'évaluer la perception des patients vis-à-vis de leurs médicaments : de quel côté penche la balance bénéfices/risques des médicaments ? Est-ce que les médicaments l'aident à se sentir mieux ou au contraire lui créent des contrariétés et/ou des contraintes au quotidien ? La quantité jugée trop conséquente et la prescription de médicaments génériques sont-elles des freins à son adhésion à la stratégie thérapeutique médicamenteuse ? A-t-il besoin d'aide pour prioriser les traitements utiles à sa santé ?

Il en ressort donc une nécessité d'aborder ces thématiques à l'arrivée des patients en hospitalisation pour mieux comprendre et appréhender les freins potentiels à leurs adhésions à leur stratégie médicamenteuse au moment de l'hospitalisation mais aussi aux changements potentiels qui pourront être proposés au décours de l'hospitalisation.

2.4. La notion de quantité trop importante (3/20)

Certains patients trouvent qu'ils ont trop de médicaments à prendre et questionnent le rapport bénéfices/risques : P5 : « *Oui mais pas trop, il y en a beaucoup qui ne sont pas très, très utiles. Je veux des médicaments nécessaires et efficaces. En ce moment, ça va mais j'en ai quand même pas mal, un bon paquet. Il y en a pour le diabète, la tension, la fluidité du sang...* » ; P7 : « *Moins on a de médicaments, mieux c'est. Moi, j'en ai un peu de trop. De plus en plus, ça c'est quand on vieillit !* » ; P11 : « *J'en ai trop !* ».

Avoir trop de médicaments à prendre est associé à un sentiment de vieillesse, à quelque chose qui matérialise le fait d'être malade et à un doute sur l'utilité de certains de ces médicaments perçus comme en surnombre.

2.5. La perception des génériques (3/20)

Certaines personnes émettent des doutes sur l'efficacité des génériques et se sentent perdues lorsqu'un changement de leurs médicaments habituels est effectué : P13 : « *Déjà sur les génériques, je ne suis pas bien d'accord. C'est peut-être dans ma tête mais je trouve que ça ne fait pas le même effet qu'un vrai médicament !* » ; P16 : « *Les génériques, je n'y crois pas ! Le gros problème du générique, on nous prescrit un médicament sur l'ordonnance et on nous donne un générique et je ne sais plus à quoi ça ressemble donc je suis perdu ! J'ai plusieurs médecins et chacun me prescrit des médicaments différents sur chaque ordonnance et je ne sais plus où j'en suis !* » ; P20 : « *C'est de la merde ! C'est très bien mais je pense que les personnes qui distribuent les médicaments font comme elles veulent ! Moi, j'ai des médicaments à vie et dans ma pharmacie, on me donne des génériques mais quand ils les changent 3-4 fois, je n'arrive pas à les reconnaître et je sais que ça ne fait pas le même effet !* ».

Avoir une prescription de médicaments génériques semble donc « déboussoler » les patients et induire des problématiques de gestion au quotidien de leurs médicaments ce qui pose la question de l'impact potentiel sur l'adhésion médicamenteuse.

3. Préoccupations et difficultés rencontrées avec les médicaments

Trois questions différentes, non successives, ont été posées aux patients au cours des entretiens pour identifier les éventuelles situations problématiques rencontrées par les patients au quotidien avec leurs médicaments : en ce moment, qu'est-ce qui vous préoccupe le plus concernant vos médicaments ? Quel est l'impact de vos médicaments sur votre vie ? Quelles sont les situations en lien avec vos médicaments qui vous posent problème dans votre quotidien ?

3.1. <u>Aucune difficulté exprimée</u> (10 et 16/20)

Au premier abord, les patients constatent les bénéfices des traitements médicamenteux et ne rapportent pas de difficultés avec leurs médicaments.

En effet, dix patients sur vingt ne sont pas préoccupés par leurs médicaments, ils les prennent sans se poser de questions car ils ont confiance en leurs médecins et constatent les bénéfices : P1 : « *On me dit que je dois prendre ça, je prends ça. Je fais confiance à ceux qui prescrivent.* » ; P3 : « *J'ai toujours bien supporté les médicaments jusqu'à maintenant. Non, au contraire, quand ça va pas, je prends un médicament.* » ; P6 : « *Pas grand-chose. Je prends des médicaments pour le diabète, la tension et les douleurs qui font leur effet demandé.* » ; P7 : « *Rien du tout. Ça ne me préoccupe pas. J'espère que ça va m'améliorer la santé déjà.* » ; P9 : « *Rien, en principe. Un cachet c'est vite pris le matin. Les injections, on m'en a fait car on a trouvé que mon sucre ne baissait pas suffisamment.* » ; P13 : « *Les médicaments, rien du tout, pas de préoccupation.* » ; P15 : « *Je n'ai pas vraiment de préoccupation. C'est comme ça ! Il faut que je les prenne : 6 le matin + l'insuline, 1 à midi et le soir, 2. ça me fait du bien... Dès que je sais qu'il y a un nouveau médicament et que ça améliore, je ne reste pas sur les aprioris. Je n'ai pas porté plainte avec le Médiator. S'il y a une amélioration, je suis contente.* » ; P16 : « *Ça ne faisait pas partie d'une préoccupation car on est arrivé à équilibrer le diabète.* ».

Seize patients ne rencontrent aucune difficulté avec les médicaments car ils trouvent que les médicaments n'impactent pas sur leur vie, que ce geste de prendre des médicaments est devenu une habitude, un rituel : P1 : « *Je ne me cache pas. Pas d'impact.* » ; P2 : « *Aucun, on prend l'habitude. Ils sont là, ils font partie de la vie, comme quand vous vous levez pour partir au travail. C'est la même chose. C'est pas une contrainte. Ça fait partie de la vie. On les prend et c'est tout.* » ; P3 : « *Aucun si je les digère et je les prends à des heures régulières. S'il faut que je les prenne, je les prends. Le matin, je déjeune, je prends les médicaments, le midi, pareil et le soir, pareil.*» ; P4 : « *Quand je sors, je les emmène avec moi. Il faut que je les aie constamment avec moi... C'est comme tout, à force on s'habitue.* » ; P5 : « *Aucun. Il faut les prendre. Je trouve que ça fait beaucoup de médicaments, quand on sait que ça soigne d'un côté et que ça fait du mal de l'autre. Si je ne pouvais en prendre que la moitié, ce serait bien.* » ; P6 : « *Pas d'impact spécial. On les prend. Quand ça fait plus d'effet, on cherche d'autres solutions. Au début, Janumet faisait effet et après, Metformine, puis Amarel. Le temps de s'acclimater au nouveau traitement « Mr Diabète » faisait des siennes.* » ; P7 : « *Je les prends bien, il n'y a pas de rejet.* » ; P8 : « *Les médicaments, j'en prends depuis longtemps donc c'est pas gênant. C'est un cachet qu'on prend avec de l'eau.* » ; P9 : « *Je vois pas. C'est ici qu'on m'en donne. Il n'y en avait pas pour moi, des problèmes.* » ; P10 : « *Ça ne m'a jamais dérangé. C'est une habitude que je fais à la maison, en voyage. J'ai un pilulier que je prépare une fois par semaine mais ça ne me dérange pas et c'est très rare que je les oublie.* » ; P11 : « *Non plus. Je les prends le matin et comme ça c'est fait pour la journée !* » ; P13 : « *C'est pas gênant pour moi. Puisqu'il faut les prendre, il faut les prendre. C'est pas gênant du tout.* » ; P16 : « *Je n'ai pas d'effet secondaire donc il n'y a pas d'impact.* » ; P18 : « *Je prends les médicaments avec moi. C'est devenu une habitude de les mettre dans mon sac, c'est machinal ! On se soigne dans l'espoir que ça diminuera. J'ai espoir d'en avoir moins quand la glycémie diminuera. Je ne bois pas d'alcool donc ça ne pose pas de problème là-dessus sauf à mon anniversaire où j'ai bu du vin avec mes médicaments.* » ; P19 : « *Impact plutôt positif. On sait plus de choses sur les effets car on comprend les fonctionnements. On peut se gérer. Je ne les prends pas sans m'interroger dessus. Les piqûres, je pensais que ce serait contraignant et, en fait, j'ai appris tout seul à gérer. J'ai appris à piquer, à savoir où ça ne fait pas mal...* » ; P20 : « *Je ne sais pas. Ce n'est pas une corvée !* ».

Cependant, seulement quatre patients (P6, P9, P13 et P16) répondent négativement aux trois questions posées. En approfondissant l'entretien, des problématiques médicamenteuses ont été mises en évidence.

3.2. Les changements de la thérapeutique médicamenteuse, et notamment le passage à l'insuline (7/20)

Changer de médicaments et leurs habitudes, leurs stratégies mises en place jusque là, est déstabilisant et générateur d'inquiétudes pour sept patients d'autant plus si ce changement intègre un passage à l'insuline induisant des apprentissages spécifiques supplémentaires comme apprendre à réaliser les injections, régler les doses d'insuline, faire les glycémies capillaires… : P3 : « *Le plus embêtant, c'est les piqûres. Avant, j'avais des piqûres. J'en avais 4.* » ; P8 : « *C'est plutôt les piqûres ! ça bouleverse les habitudes... Maintenant, je dois faire des piqûres. Je ne suis plus jeune et je suis à la retraite donc ça va mais c'est pas évident de faire des piqûres avant le repas. Maintenant, quand je sors, je dois prendre la piqûre et le lecteur pour faire la glycémie car c'est important. C'est invalidant ! On ne peut pas en guérir.* » ; P10 : « *Les piqûres : ça fait 2-3 jours que je suis en formation. Les glycémies, ça va. Mais, j'ai pas l'habitude de me piquer avec les stylos, c'est nouveau ! Il y a déjà l'appréhension de faire l'injection, l'appréhension de régler les taux.* » ; P11 : « *C'est l'histoire de l'insuline, ces histoires de piqûres... C'est un peu contraignant ! C'est le geste qui est contraignant !... Les injections me font peur ! Je n'aime pas ça. Je ne peux me piquer qu'avec une seule main donc j'ai la main en compote.* » ; P14 : « *Non. Là je verrai car je passe d'une injection à 3 donc ça va être un changement ! Donc ça va être l'inconnu ! Jusqu'à maintenant, c'était gérable.* » ; P19 : « *Je suis très habitué à mes médicaments donc changer de médicaments me gênerait car il faut faire face à de nouvelles habitudes.* » ; P20 : « *Se piquer c'est nouveau pour moi.* ».

Deux patients évoquent plus particulièrement leurs difficultés liées à l'insuline en dehors de leur domicile (lors de déplacements par exemple) et en société (stratégies d'adaptation en présence des « autres ») : P8 : « *Les voyages avec l'insuline. Si on veut aller au restaurant, il faut emmener son stylo pour faire avant le repas. J'ai deux sortes de stylos : insuline lente et insuline rapide. Il faut trouver un endroit propre pour faire sa piqûre. Si je vais chez ma fille, il faut que j'emmène ce qu'il faut. Un cachet, ce n'est pas pareil, ça se prend partout. L'insuline, c'est différent. Si c'est pas ouvert, il faut le mettre au frigo et pareil si la température dépasse 30°C.* » ; P19 : « *...on peut emporter un pilulier mais avec l'insuline, c'est un peu désagréable quand on a une vie sociale importante. Ceci dit, j'ai des amis qui se piquent à table sans souci mais, moi, ça me pose problème ! Chez moi, je les fais dans la cuisine mais si je suis avec des gens, je vais aux toilettes. Les gens n'ont pas besoin de savoir ou de le voir. J'ai l'habitude de désinfecter avant et après donc j'ai un petit matériel à apporter. Mais, ce n'est pas un problème de tous les jours !* ».

De plus, une patiente émet des inquiétudes vis-à-vis de la conservation de l'insuline : P15 : « *L'insuline me fait peur avec ces chaleurs même si j'ai un thermos. J'ai une inquiétude pour l'insuline pendant les périodes très chaudes.* ».

Les patients ressentent donc une certaine appréhension et un manque de confiance en eux lors de tout changement de leur prise en charge médicamenteuse mais plus particulièrement lors de l'instauration d'une insulinothérapie, autant sur le plan du geste technique de l'injection que sur les impacts organisationnels induits dans leur quotidien. L'évaluation de la capacité du patient à réaliser le geste technique d'injection de l'insuline et les actions d'apprentissage de savoir-faire technique ne suffisent donc pas à rassurer les patients pour le retour à domicile.

Lors de l'introduction d'un traitement par insuline au moment de l'hospitalisation ou chez les patients pour lesquels des adaptations de schémas thérapeutiques médicamenteux sont réalisées quelle que soit la famille de médicaments dont l'insuline, il semble donc pertinent :

- d'évaluer les stratégies déjà mises en place par le patient avant l'hospitalisation pour identifier ses ressources,

et

- d'identifier son degré d'appréhension des nouveautés thérapeutiques proposées dont l'insuline afin de renforcer son sentiment d'efficacité personnelle, c'est-à-dire sa confiance en ses capacités à intégrer dans son quotidien ces nouvelles pratiques.

3.3. Le vécu d'effets indésirables (6/20)

Les patients expriment le vécu d'effets indésirables avec certains de leurs médicaments ou la peur de leurs survenues : P2 : « *Rien à part les effets secondaires. Pour le moment, j'en ai pas beaucoup. J'ai eu des nausées avec Glucophage. Des antibiotiques m'ont donné des problèmes d'estomac, mycose dans la bouche avec des antibiotiques pour une infection oculaire. Quand on lit la notice, ça fait peur ! Pour l'instant, moi, ça va.* » ; P3 : « *Mon mari est formé pour changer les cathéters de ma pompe pour me les mettre dans le dos car j'ai des lipodystrophies dans le ventre.* » ; P4 : « *Il y a des médicaments où il y a quelques effets secondaires donc c'est gênant. Exemple : avec Glucophage, j'ai eu des diarrhées donc c'est embêtant suivant où on se trouve. Avec Victoza, j'avais souvent des diarrhées, c'est pour ça que j'ai arrêté.* » ; P7 : « *Oui quand même, il y en a un qui me cause des diarrhées donc je le prends juste le soir au lieu de le prendre matin et soir. Je l'avais expliqué à mon diabétologue, il voulait que je prenne 3 matin et 3 soir* (Stagid). *Plus de problème digestif depuis que je ne le prends que le soir.* » ; P12 : « *Au début, je ne les prenais pas trop car, un coup, ça me donnait des diarrhées et on me changeait de médicament et il y a des périodes où il fallait boire. Maintenant, je prends les médicaments mais, maintenant, je fais le tri, quand ça me donne la diarrhée, par exemple.* » ; P15 : « *Dans les génériques, il y en a certains qui sont plus mauvais que d'autres et je ne sais pas s'ils sont efficaces. Il y en a qui sont amers ou âpres. Si c'est un générique que je n'aime pas, je le dis au pharmacien. J'ai de plus en plus envie de vomir le matin car j'ai beaucoup de médicaments.* ».

Ce vécu ou cette anticipation de possibles difficultés à tolérer les médicaments peut induire chez les patients différents comportements comme, par exemple, l'arrêt du ou des médicaments incriminés, l'adaptation des posologies, le tri dans l'ordonnance des médicaments à prendre au regard de leurs perceptions de la balance bénéfices/risques revue suite aux vécus d'effets indésirables ou de la peur de leurs survenues et/ou leurs perceptions des potentiels risques d'interactions et des effets négatifs pour leur santé induits par un tel « cocktail » de médicaments ! : P17 : « *Leur efficacité. Savoir si c'est vraiment efficace ou pas.* » ; P20 : « *Je me pose des questions pour savoir si tous les médicaments vont ensemble.* ».

Il semble donc pertinent dès le début de l'hospitalisation du patient :

- de faire le point sur ses expériences passées en termes de tolérance des médicaments,

- d'identifier ses sources d'informations concernant les effets indésirables afin de l'aider à trier l'information et d'adapter les explications pour faciliter sa compréhension,

- d'identifier les stratégies d'adaptation qu'il a mises en place suite à ses expériences d'effets indésirables ou à sa crainte de leur apparition ;

ceci afin d'être attentif lors de l'instauration de tout nouveau traitement aux sensations éprouvées par le patient quelles que soient leurs formes d'expression ou si le patient exprime des difficultés avec son traitement actuel liées à la survenue d'effets indésirables afin de l'aider à trouver des stratégies adaptées et le rassurer.

3.4. La peur de l'oubli (6/20)

Face à une prise régulière de médicaments tout au long de leur vie, les patients expriment des difficultés à respecter les modalités de prises car ceci devient une contrainte, une préoccupation difficile à vivre au quotidien : P1 : « *Contraignant au niveau des horaires.* » ; P3 : « *C'est malgré tout une contrainte. Il ne faut pas les oublier. Si j'oublie, je les prends une heure après.* » ; P14 : « *De me tromper. En principe, je ne les oublie pas. En ce moment, j'ai pour le diabète, les troubles psychiques. J'ai une infirmière qui passe tous les soirs pour savoir si j'ai bien pris le Leponex. Là, je suis soulagée que, pour l'insuline, ça soit des doses fixes car je ne voulais pas devoir contrôler la glycémie à chaque fois pour adapter la dose d'insuline.* » ; P15 : « *C'est un traitement lourd ! Il ne faut pas oublier les médicaments, l'insuline.* » ; P17 : « *Il faut penser au bon moment à ouvrir la boîte de pilules et à penser à ses stylos au bon moment.* » ; P18 : « *Il y a quelques fois, c'est contraignant ! Il faut que j'y pense, il ne faut pas que j'oublie ! C'est une préoccupation !... comme ça m'arrive souvent. Maintenant, on a changé les horaires de prise donc ça va mieux. Mais j'ai peur que le diabète empire à cause de ma négligence.* ».

Ces oublis peuvent être non intentionnels (problématique organisationnelle) et/ou intentionnels (reflet par exemple d'un « ras-le bol » ou d'un besoin de « se libérer »…) : P4 : « *…en voyage, je les ai oubliés à l'hôtel et comme on faisait un circuit, j'ai pas pu les prendre.* » ; P20 : « *Non, ça m'est arrivé d'oublier mais quand je les prends pas c'est parce que je le veux. Je les prends tous le matin.* ». Les patients vont mettre en place différentes stratégies pour diminuer ce risque d'oubli : P15 : « *Certains pharmaciens ne veulent pas donner les grosses boîtes de médicaments (boîtes de 90 ou 84). J'ai abandonné définitivement une pharmacie à cause de ça ! C'est bien les boîtes de 2-3 mois. Les boîtes de 28, c'est un peu con car on risque d'être en panne. Des fois, je me suis retrouvée 3 jours sans médicaments pour le cœur.* ».

A travers ce groupe de verbatim, il en résulte de nouveau un manque de confiance des patients en eux-mêmes et en leurs capacités à prendre de façon adaptée leurs traitements et à ne pas les oublier. Ils peuvent même parfois exprimer un sentiment de culpabilité du fait de ne pas être à la hauteur et de part leur comportement risquer d'engendrer des complications pour leur santé.

De nouveau, une approche éducative ciblant le renforcement de leurs capacités d'adaptation et un travail en partenariat pairs et soignants à la recherche de « trucs et astuces » en adéquation avec leurs habitudes de vie, leur réalité quotidienne pour intégrer leur traitement médicamenteux à leur vie semblerait une approche pertinente en regard des besoins exprimés.

3.5. L'obligation de prise « sous peine » d'un rappel de la maladie (3/20)

Les patients expriment un sentiment « d'épée de Damoclès » les obligeant à prendre des médicaments tous les jours car leur santé en dépend : P9 : « *Les piqûres, j'en aurais pas toute ma vie !* » ; P14 : « *Je les prends, je suis bien contrainte car je sais que ma vie en dépend.* » ; P19 : « *Le point négatif, c'est la dépendance : si on ne les prend pas, la glycémie augmente et on est inquiet.* ». Ils expriment un manque de liberté vis-à-vis de leurs médicaments : ce n'est pas un choix mais une obligation.

3.6. Le nombre et la taille des médicaments (2/20)

Les patients diabétiques de type 2 sont très souvent polypathologiques et ont, de ce fait, de nombreux médicaments à prendre. Un patient est préoccupé par la quantité de médicaments qu'il doit prendre chaque jour : P5 : « *Non, il n'y a pas de préoccupation spéciale sauf que je trouve qu'il y en a beaucoup, c'est le volume que j'ai le matin et le soir.* ». Une patiente évoque des difficultés à prendre ses médicaments en fonction de la taille du médicament : P15 : « *Les médicaments quand ils sont gros, on a du mal... Les plus allongés sont plus faciles à avaler que les gros ronds.* ».

Ces problématiques sont à identifier par les professionnels de santé car, le plus souvent, des solutions peuvent être trouvées assez facilement comme des propositions d'associations médicamenteuses dans un même comprimé, des adaptations de formes galéniques. Ces adaptations, si elles sont proposées, pourront diminuer certaines contraintes dues aux médicaments et faciliter la vie des patients au quotidien donc pourquoi s'en priver ... Une des façons de penser à rechercher ces problématiques serait de l'intégrer dans l'entretien d'entrée des patients hospitalisés par exemple.

c. Attentes, besoins et manques des patients pendant l'hospitalisation

Dans cette deuxième partie d'entretien qui se déroule la veille ou le jour de la sortie d'hospitalisation des patients, l'objectif était d'identifier les attentes des patients quant à leur hospitalisation, les potentielles nouvelles difficultés perçues lors de l'hospitalisation, d'évaluer si les actions entreprises pendant l'hospitalisation avaient répondu à ces attentes et d'identifier les manques éventuels.

1. Les attentes

Tous les patients ont été hospitalisés pour déséquilibre hyperglycémique chronique et aucun d'eux n'a été à l'initiative de leur hospitalisation. En effet, parmi les vingt patients interrogés, huit d'entre eux ont été adressés par leur médecin traitant, huit par leur endocrinologue et quatre ont été transférés d'un autre service de l'hôpital.

1.1. Stabiliser les glycémies (12/20)

La plupart des patients avaient comme principale attente que ce temps d'hospitalisation permette de stabiliser leurs glycémies afin de se sentir mieux : P4 : « *Qu'on arrive à réguler ce problème de glycémie. Je suis monté jusqu'à 3-3.1 des fois. J'étais tout le temps fatigué. Maintenant, il faudra que je fasse attention.* » ; P7 : « *Qu'on me stabilise mon diabète et que je ressorte et que je sois bien et c'est ce qu'on a fait. J'ai jamais été aussi bas que depuis que je suis ici. Est-ce que c'est le manger ?* » ; P18 : « *Déjà que mes résultats soient bons, stabilisés. Me sentir mieux. Ressortir avec la pêche. Toujours aller de l'avant. Quand je sors d'une hospitalisation, je me sens bien. J'ai eu du réconfort et j'ai eu ce que je voulais. Ça fait du bien de voir qu'on n'est pas tout seul. Les infirmières m'aident à faire les piqûres, ça fait du bien. Quand le résultat n'est pas bon chez moi, on est seule, je n'ai pas de soutien moral alors qu'ici, oui.* » ; P20 : « *J'étais mal presqu'à crever et ici on allait me remettre le diabète à niveau.* » ; d'éviter ou de ralentir la survenue des complications liées au diabète : P8 : « *Qu'on régularise mon taux de glycémie car j'arrivais pas à le régler. Comme j'ai un problème de rétine, il fallait qu'on règle le taux le plus vite possible.* » ; P13 : « *Réguler le diabète car le docteur m'a vraiment fait peur quand il a vu les résultats de la prise de sang, il a tout organisé car il n'y avait pas le choix.* ».

Ces verbatim montrent les vertus de l'hospitalisation perçues par les patients comme un temps qui permet une rupture du sentiment d'isolement face au déséquilibre du diabète, apporte un certain réconfort puisque les glycémies sont maîtrisées et permet de prendre un peu de temps pour soi, s'occuper de soi et se reposer. La responsabilité des glycémies bien contrôlées est attribuée aux professionnels de santé ce qui amène les réflexions suivantes : les patients ont-ils conscience qu'ils peuvent jouer un rôle pour maintenir cet équilibre glycémique et/ou, ne se sentent-ils pas capables, pas assez compétents pour jouer ce rôle ? Ont-ils les « armes » pour se sentir capables de réaliser les adaptations quotidiennes permettant l'obtention de cet équilibre ? Par exemple, pour ce patient, le lien avec l'alimentation n'était pas évident: P7 : « *Est-ce que c'est le manger ?* ». Il semble donc nécessaire de proposer durant ce temps d'hospitalisation des actions lui permettant d'acquérir les capacités lui permettant de se sentir capable de réaliser à la maison « comme à l'hôpital ».

1.2 Aucune attente spécifique exprimée (5/20)

Cinq patients ont verbalisé le fait de ne rien attendre de leur hospitalisation, parmi ces cinq patients seulement deux d'entre eux avaient été adressés par un autre service de l'hôpital : P10 : « *Je suis arrivé à l'hôpital car j'ai eu cet accident* (hémorragie digestive) *mais je n'ai pas voulu venir. Peut être que c'est un bien car on a trouvé ce problème de diabète complètement délirant ! ça a été découvert en chirurgie thoracique et vasculaire et ils ont pris contact avec ici.* », ce patient est diabétique depuis 20 ans et n'avait pas conscience de l'importance de son diabète ; P17 : « *Je n'attendais rien car je ne suis pas à l'origine de cette hospitalisation, c'est le service de cardiologie ! Pour pouvoir subir une opération assez importante* (pontage aortocoronarien), *il faut que mon diabète se stabilise.* ». Parmi les trois autres patients, deux ne percevaient pas l'utilité d'être hospitalisés, soit par déni : P9 : « *Pas grand-chose, c'est ma doctoresse qui m'a dit de venir une semaine à l'hôpital mais je n'en voyais pas l'utilité car elle m'a dit que mon taux était très haut. A part la fatigue, je ne voyais pas de différence.* », soit par peur de l'hôpital : P14 : « *Je suis venue en pleurs. J'avais pas envie de venir pour 2 raisons : l'inconnue de ma voisine de chambre mais ça s'est bien passé et je suis une grande fumeuse et je ne savais pas les horaires d'ouverture du pavillon car je me réveille tôt et je m'endors tôt donc j'avais peur de ne pas pouvoir aller fumer.* » ; et le dernier exprimait le fait de s'en remettre aux mains des soignants sans participer aux décisions tout en espérant quand même que les soignants lui apportent une solution pour éviter de revenir en hospitalisation : P19 : « *Rien dans le sens où, d'une certaine manière, une fois que je suis là, je laisse les médecins faire et décider. Donc je n'attendais rien. On attend que les choses aillent de l'avant et de sortir de l'hôpital au plus vite et d'en sortir avec des billes qui permettent d'éviter l'hospitalisation la prochaine fois.* ».

1.3. Adapter le traitement (3/20)

Trois patients souhaitaient faire une mise au point de leur traitement qu'ils trouvaient inadaptés, voire inefficaces : P5 : « *J'attendais de faire une mise au point du traitement avec vérification de l'efficacité du traitement. Il n'y a qu'à l'hôpital qu'on règle correctement. A l'hôpital, on nous garde une semaine et quand on sort, on a un traitement au point.* » ; P15 : « *qu'on me donne un nouveau traitement comme je sais qu'il est inadapté…* » ; P16 : « *Cette mise au point de dosage, de piqûres mais ça a l'air de correspondre donc je n'ai pas de souci supplémentaire. J'attends qu'on adapte tous les médicaments que j'ai et n'avoir qu'une seule ordonnance, regrouper les médicaments sur une seule ordonnance.* ».

L'équilibre du diabète est perçu dans ce cas comme un problème d'ajustement de doses qui nécessite l'expertise de l'équipe soignante hospitalière. Il sera, de même, important d'identifier ce profil de patients et de s'accorder avec le patient sur ce qui a été modifié, adapté durant le temps d'hospitalisation afin qu'il puisse prendre conscience des modifications et de leurs impacts afin de pouvoir ensuite prendre le relais à domicile sans la présence de l'équipe soignante (acquisition de capacités effectives et sentiment de pouvoir, d'avoir envie de le faire).

1.4. Se reposer (2/20)

Deux personnes profitent de l'hospitalisation pour se reposer : P3 : « *J'aime bien venir ici, ça me repose. Ça me fait du bien. Ça me change la vie, ça me repose et puis, je suis en sécurité.* » ; P13 : « *Déjà me reposer car mon mari a fait un AVC donc il est très pénible.* ».

Ceci montre de nouveau le positionnement donné par certains patients à ce temps d'hospitalisation comme une période permettant une coupure avec le stress et la fatigue de la vie courante et le sentiment de support social perçu, de lieu sécurisant en regard des peurs et angoisses identifiées dans ce travail. Est-ce le rôle de l'hôpital ? Qu'est-ce qui manque et/ou pourrait être mis en place en ambulatoire pour répondre à ce besoin ? Par qui (professionnels de santé, associations de patients, secteur médico-social..) et quels types de structures ?

1.5. Apprendre (2/20)

Deux patients venaient dans l'objectif d'apprendre des éléments sur la diététique, sur la gestion de l'insuline : P1 : « *D'être aiguillée sur la diététique, gérer l'insuline. Etre plus ciblée, plus cadrée.* », pour mieux comprendre le diabète et échanger avec d'autres patients : P19 : « *de pouvoir échanger avec des gens. Le diabète, c'est une maladie qu'il faut comprendre.* ».

Les patients diabétiques de type 2, non nouvellement diagnostiqués, qui ont déjà expérimenté le diabète et sa gestion dans leur vie quotidienne, sont en attente d'ajuster leurs connaissances afin d'être mieux outillés pour gérer leur diabète et expriment le besoin, dans cette perspective, d'enrichir leurs vécus, leurs « outillages » (trucs et astuces) avec d'autres patients et les professionnels de santé ce qui, de plus, leur permet de diminuer leur sentiment de solitude face à la gestion de la maladie. L'hospitalisation est, en effet, de part son organisation, un lieu propice qui concentre l'ensemble des professionnels de santé du parcours de soins du patient diabétique de type 2 et d'autres patients ; cette conjoncture étant plus difficile à mettre en place en secteur ambulatoire.

2. Nouvelles difficultés ou problèmes identifiés pendant l'hospitalisation

Le but de cette question était de savoir si les patients, au cours de leur hospitalisation, avaient identifié de nouvelles difficultés ou problèmes qu'ils n'avaient pas perçus et/ou qui pourraient survenir lors de leur retour à domicile du fait des modifications et/ou adaptations réalisées durant leur séjour hospitalier.

2.1. <u>Aucune difficulté nouvelle potentielle détectée</u> (14/20)

Quatorze patients ont déclaré ne pas avoir détecté de nouvelles difficultés ou problèmes. Cependant, un patient évoque sa prise de conscience survenue durant l'hospitalisation sur les conséquences que peut avoir le diabète : P19 : « *Non mais j'ai identifié les conséquences que ça peut avoir en voyant mes voisins ! Je m'estime plutôt heureux ! On n'a pas d'activité importante à l'hôpital et quand on visualise les conséquences que ça peut avoir sur la santé, le cœur, les pieds, ça fait prendre conscience ! C'est plus éducatif encore.* ».

2.2. L'introduction de l'insuline (6/20)

Pour les six autres patients, le passage à l'insuline ou l'augmentation du nombre d'injections d'insuline ont été identifiés comme des difficultés pour le retour à domicile par six patients : P1 : « *Gestion de l'insuline. Avant, j'en avais une seule et maintenant, 3 fois par jour et maintenant des glycémies tout le temps. C'est gênant pour la glycémie de 15h car je ne suis pas toujours à la maison.* » ; P8 : « *Suivant le taux de glycémie, je m'injecte tant d'insuline. Il ne faut pas grignoter entre les repas sinon ça déstabilise tout.* » ; P13 : « *Oui, m'adapter aux nouveaux médicaments et puis le traitement, c'est peut-être positif qu'on m'ait changé le traitement car ça fait tellement longtemps que j'avais le même traitement donc je crois que ça ne me faisait plus d'effet.* » ; P14 : « *Oui, passer d'une injection à 3. Savoir où je peux piquer sur le corps. Le bras, j'ai déjà une partie bleutée.* » ; P15 : « *le fait d'adapter l'insuline à l'alimentation plutôt que d'avoir une alimentation rigide.* » ; P20 : « *Seul inconvénient : se piquer et avoir une autre vie.* ».

Ce résultat appuie ce qui a été identifié auparavant, c'est-à-dire le besoin durant le temps d'hospitalisation d'identifier les éléments de la prise en charge du patient qui le déstabilisent, lui font peur, risquent de le mettre en défaut lors de son retour à domicile (d'autant plus si des changements et/ou des adaptations ont été réalisés durant l'hospitalisation) et de travailler avec lui sur l'acquisition, non seulement, de compétences d'autosoins, mais surtout d'adaptation, pour qu'il puisse être en confiance par rapport à sa prise en charge médicamenteuse et non médicamenteuse, qu'il en perçoive l'utilité et se sente capable de mettre en pratique « seul » de retour à la maison dans son quotidien.

3. Soignants susceptibles de répondre à leurs attentes

Pour chaque patient interrogé, l'objectif était de connaitre les soignants qu'ils avaient identifiés comme des ressources durant leur hospitalisation, évaluer si ces soignants avaient répondu à leurs questions et attentes et s'ils auraient souhaité rencontrer d'autres soignants.

Les internes de médecine et/ou les médecins sont identifiés comme les personnes les plus importantes pour répondre aux questions des patients puisqu'ils ont été cités par quinze patients sur les vingt. Puis, sont citées les infirmières par sept patients. La diététicienne n'a été citée que par trois patients et l'interne en pharmacie par deux patients. Quatre patients ont dit ne pas avoir eu ou n'avoir eu que très peu de questions à poser : est-ce par une absence de difficultés ou de questions ou est-ce par un manque d'accessibilité des professionnels de santé ou de temps dédié propice à l'expression de besoins ou de questions ?

Trois patients auraient désiré s'entretenir avec une diététicienne mais n'en ont pas eu l'occasion. Les autres patients expriment le fait d'avoir pu rencontrer tous les soignants identifiés comme support.

4. Apports et manques perçus par les patients du temps d'hospitalisation

Afin d'explorer les apports et manques perçus par les patients à propos de leur hospitalisation, trois questions leur ont été posées : quelles sont les 2 choses les plus importantes que vous retenez de votre hospitalisation, qu'avez-vous appris de nouveau et auriez-vous souhaité apprendre d'autres choses ?

4.1. Les apports de l'hospitalisation

Huit patients sont agréablement surpris par l'accueil et le suivi dans le service ce qui les rassure et leur permet de se sentir en sécurité : P3 : « *Je me sens en sécurité donc quand on est en sécurité, on est mieux, on a moins de diabète. Alors qu'avant, j'aimais pas aller à l'hôpital, maintenant ça me fait rien.* » ; P7 : « *On s'occupe bien des patients.* » ; P12 : « *La propreté, l'accueil, on est bien accueilli. C'est calme. L'hospitalité.* » ; P13 : « *L'accueil, c'est déjà pas mal !* » ; P16 : « *On est suivi et on s'occupe de nous. On n'est pas là pour rien !* » ; P17 : « *Le bon accueil.* » ; P19 : « *Je ne suis pas venu de gaieté de cœur mais je suis agréablement surpris car les personnes sont sympas, à l'écoute. Mon impression est plutôt positive. On se sent suivi et il y a une attention claire. C'est important ! ça déstresse le fait d'entrer à l'hôpital.* » ; P20 : « *Le professionnalisme de tout le monde et la gentillesse. Tout le monde est gentil comme tout et à l'écoute de ce qu'on peut demander.* ».

Cinq patients parlent de l'intérêt des apprentissages autour de l'insuline qui leur ont permis d'être plus à l'aise techniquement avec ce traitement et de ce fait, peut participer à son acceptation : P6 : « *Les techniques d'injection et savoir comment faire son traitement car des fois, le diabète était à 4-5 grammes, tandis que là, le plus que je suis monté c'était 1.95 grammes.* » ; P7 : « *Les techniques d'injection : je savais à peu près, changer de zone car sinon ça risque de faire des problèmes dans les vaisseaux.* » ; P15 : « *Avant, on nous disait de se piquer 15 minutes avant le repas et maintenant, c'est au moment de se mettre à table.* » ; comment adapter les doses : P1 : « *Orienter par rapport à l'insuline les doses en cas d'hypoglycémie.* » ; P15 : « *On adapte l'insuline à la diététique alors qu'avant, c'était l'inverse !* » ; P11 : « *C'est toujours l'insuline ! Quand le taux est normal, je me sens mieux donc ça aide à accepter d'avoir de l'insuline.* ». D'ailleurs, sept patients mentionnent leurs nouveaux apprentissages ou leurs révisions concernant les techniques d'injection : P7 : « *Changer de zone d'injection.* » ; P14 : « *On m'a montré comment se font les injections donc j'ai l'impression de bien faire (purge, mélanger, compter jusqu'à 10...). Les injections, ce n'est pas ingérable ! ça ne fait pas mal.* » ; P18 : « *J'ai appris comment me piquer. La Lantus, la lente, c'est en haut et la rapide, c'est en bas, il me semble. Enfin, je crois. J'ai appris que l'insuline ça n'agit pas de la même manière en fonction du lieu d'injection.* » ; P19 : « *Pour piquer, je ne savais pas qu'il fallait laisser l'aiguille 10 secondes avant de relâcher.* ».

Trois patients expriment une prise de conscience de leur besoin d'adapter leur alimentation du fait de l'expérience vécue durant l'hospitalisation au cours de laquelle ils ont testé une alimentation hospitalière différente de celle qu'ils réalisent chez eux. De plus, ils en ont profité pour « recopier » des menus types transposables dans leur quotidien à domicile : P4 : « *Il faut que je fasse plus attention. Il ne faut pas que je fasse trop d'écart, que je sois plus sérieux.* » ; P5 : « *Ici je suis obligé de manger ce qu'on me donne et ce sont des portions raisonnables et je mange moins que chez moi et je n'ai plus faim après.* » ; P6 : « *La façon de faire le régime à la maison. J'ai relevé tous les repas de l'hospitalisation pour savoir comment faire.* ». De plus, six patients précisent leurs nouveaux apprentissages concernant l'alimentation : P1 : « *Oui, que le gras favorisait le diabète. Je ne le savais absolument pas.* » ; P2 : « *La diététicienne m'a dit que les pommes de terre devaient être limitées : 3 petites pommes de terre par repas, ça fait pas beaucoup, et pas de pomme de terre dans la soupe. Les lentilles, j'y ai droit. J'ai appris des choses que je pouvais manger : des cuisses de grenouille...* » ; P5 : « *Tenir les repas comme on fait là et de temps en temps, un petit plaisir mais pas matin, midi et soir. La façon de cuisiner les aliments. C'est moi qui cuisine depuis que je suis en arrêt maladie. J'utilisais beaucoup d'huile d'olive. On croyait bien faire mais on fait pas bien. Je vais essayer de trouver une poêle antiadhésive pour cuisiner les légumes sans beurre. Mon fils nous a acheté un appareil pour faire les viandes au grill, c'est bénéfique, il n'y a plus de matière grasse.* » ; P15 : « *On m'a appris des choses différentes pour la diététique. Je parlais en gramme et la diététicienne m'a dit que j'étais bien exigeante. Je suis rarement en hypoglycémie et je ne sais pas les reconnaître. J'ai perdu l'appétit mais je me force à manger et la diététicienne m'a dit qu'il fallait écouter son corps. L'alimentation avant devait être régulée en fonction de l'insuline et maintenant, on dit l'inverse donc, pour moi, c'est une révolution ! C'est bien ! Le matin, je n'ai jamais faim. Jusqu'à présent, je me forçais à manger. Je me sentirais moins fautive.* » ; P19 : « *J'ai réappris des choses au niveau diététique, le fait d'avoir une nourriture assez variée. Je mange plus ici que chez moi ! Et comme la nourriture n'est pas grasse, je vois l'effet sur mes glycémies donc ça fait réfléchir sur la façon de manger à la maison !* ».

Trois patients mentionnent de nouveaux apprentissages sur les médicaments : P19 : « *On a clarifié l'idée du Victoza, je ne savais pas que c'était une hormone !... La Metformine qu'on en prenne 2 ou 3 grammes, la différence n'est pas si grande donc, comme les effets indésirables sont des diarrhées, il vaut mieux alléger le nombre de médicaments à prendre.* » ; dont deux précisent qu'ils ne connaissaient pas l'insuline rapide : P8 : « *Novorapid, je ne connaissais pas. Je connaissais que la Lantus.* » ; et un qui a appris une nouvelle notion « le bolus » : P17 : « *Oui, j'ai appris le bolus. Il y a 3 ans, on expérimentait le Victoza. Je suis rentrée avec et puis j'ai arrêté. Le bolus, c'est un complément d'insuline qu'on injecte pendant le repas pour augmenter l'absorption. C'est nouveau ?* ».

Deux patients évoquent le fait que ce temps d'hospitalisation leur a « ouvert les yeux » sur l'importance de la prise en charge de leur diabète du fait, entre autre, du risque de complications : P4 : « *Il faut que je fasse plus attention. Il ne faut pas que je fasse trop d'écart, que je sois plus sérieux.*

C'est une maladie plus grave que ce que je pensais. Maintenant, en voyant les autres gens hospitalisés, j'ai pris conscience de la maladie, des complications. » ; P10 : « *La première chose, c'est que je prends conscience du rôle du diabète ou de l'importance du diabète car pour moi, c'était quelque chose de pas si important et que ça pouvait aller jusqu'à certaines extrémités. Je m'aperçois qu'il y a un pavillon spécialisé pour le diabète et les patients sont pris en charge pour cette infection donc c'est très bien car c'est spécialisé. Les complications du diabète et l'importance.* ».

De façon plus anecdotique, un patient exprime le fait d'avoir mieux compris la différence entre le diabète de type 1 et le diabète de type 2 : P3 : « *Oui, le diabète de type 1 et comment les gens se soignent avec les glucides … et les différences entre le diabète de type 1 et le diabète e type 2.* » et un autre mentionne le fait d'avoir appris à se servir de son nouveau lecteur de glycémies : P5 : « *J'ai acheté un nouveau lecteur et c'était un truc que je ne connaissais pas et ils m'ont appris comment m'en servir.* ».

En revanche, 6 patients mentionnent le fait qu'ils n'ont rien appris durant leur hospitalisation: P2 : « *Ça fait un moment que je viens dans le service donc je n'ai rien appris de nouveau* ». Ceci questionne sur la perception de l'utilité de l'hospitalisation perçue par ces patients et l'impact potentiel sur leurs comportements à domicile ?

Les apports du temps d'hospitalisation identifiés comme utiles par les patients semblent donc plus reposer sur la possibilité d'obtenir un soutien qui les réconforte, de permettre des prises de conscience (marge diététique, complications), l'acquisition ou l'optimisation de savoir-faire (injections d'insulines, adaptation de l'alimentation), que d'acquérir des connaissances générales sur le diabète et les médicaments. Ce constat ne semble pas étonnant au regard des besoins de ces patients d'être rassurés et « armés » pour gérer leur diabète et son traitement lors de leur retour à domicile, d'où une demande d'apprentissages ancrés dans leur réalité pour des mises en application effectives et sécurisées.

4.2. Les manques de l'hospitalisation

Trois patients évoquent le fait d'avoir manqué d'informations sur la diététique, dont des mises en pratique concrètes pouvant être appliquées dans leur réalité : P4 : « *Oui, avoir plus d'informations sur ce qu'il faut manger. La diététicienne m'a fait une liste mais ce n'est que des chiffres. Mais j'aurais aimé avoir des recettes, avoir plus d'informations sur la nourriture.* » ; P7 : « *Comment bien se nourrir. Par exemple, une diététicienne qui explique ce qu'il faut manger et pas manger. Je regarderai sur internet, ça doit être bien expliqué.* » ; en parlant notamment de faire un stage : P20 : « *J'aurai souhaité mais pas pour le moment, faire des stages sur la diététique.* ».

Un patient aurait souhaité avoir des informations sur les nouveautés concernant les médicaments : P2 : « *Oui, s'il y a des nouveautés, de nouvelles méthodes d'injection, de nouvelles insulines, de nouveaux médicaments, pourquoi pas. Mais il n'y en a peut-être pas. S'il y a une évolution qui se fait.* ».

Une personne aurait voulu assister à un stage sans préciser le ou les thèmes à aborder : P15 : « *Oui peut-être s'il y a un stage car ça fait longtemps.* ».

Les manques exprimés en regard des apports de l'hospitalisation mettent aussi en évidence le besoin des patients d'apprentissages leur permettant d'acquérir des « outils » pratiques transposables dans leur quotidien quelles que soient les thématiques abordées afin de se sentir capable d'agir de façon sécurisée. La demande d'informations sur les nouveautés peut être lue comme un besoin d'être de nouveau rassuré sur l'avenir comme d'autres résultats de ce travail l'ont mis en évidence.

d. Intérêt potentiel des patients hospitalisés pour des actions éducatives se déroulant durant leur temps d'hospitalisation

L'objectif était, tout d'abord, d'identifier le vécu des patients ayant déjà participé à des offres ETP antérieurement et, dans tous les cas, de connaitre leur intérêt potentiel pour une offre se déroulant durant leur temps d'hospitalisation, leur préférence concernant la forme (séance individuelle ou de groupe), le contenu (thématiques à aborder) en explorant plus spécifiquement, ensuite, leur intérêt potentiel pour une séance centrée sur les médicaments et pour poursuivre ensuite cet accompagnement éducatif en ambulatoire.

1. Participation antérieure à des offres d'éducation thérapeutique

Seulement cinq personnes sur vingt ont déjà participé à des offres d'ETP : trois au pavillon E du CHU de Grenoble, un à Pierre-Bénite et une à la clinique « Les Palmiers » à Ceyrestre La Ciotat. Quatre autres patients confient en avoir entendu parler mais ils n'y ont pas participé soit par manque de temps lié à leur travail : P1 : « *Non jamais. Le médecin m'a parlé des associations, Proxydiab mais comme je travaillais tout le temps...* » ; P7 : « *Non jamais. Avec mon boulot, ce n'est pas évident, je commence à 6 heures, je finis à 19 heures ou je commence à 7 heures et je finis à 20 heures avec une heure de répits. Autrement, il faut prendre des journées.* » ; P18 : « *Non pas du tout. On m'avait proposé de le faire mais j'ai jamais trouvé le temps de le faire.* » ; soit du fait d'un éloignement géographique : P4 : « *Non, on m'en avait parlé la dernière fois mais comme c'était ici, j'habite à Voiron, c'était trop de distance.* ».

Parmi ces cinq patients qui ont participé à des séances d'éducation, deux d'entre eux ont apprécié de pouvoir échanger avec d'autres personnes : P15 : « *C'était convivial et on échangeait le ressenti et le vécu.* » ; P19 : « *Ce qui m'a plu, c'est le fait d'être en petit groupe, de pouvoir échanger. C'était convivial !* ». Ils sont donc réceptifs au partage d'expériences, de vécus et au soutien psychosocial que peut apporter le groupe de pairs. Un patient insiste sur l'intérêt de supports pédagogiques visuels utilisés lors des séances : P5 : « *Pour la diététique, elle faisait des dessins sur la nourriture, le suivi dans le corps et pour quelles raisons ça se stockait en sucres.* ». Tous ces patients expriment le fait d'avoir beaucoup appris en précisant surtout sur l'alimentation.

2. Intérêt des patients pour des manques éducatifs durant l'hospitalisation

2.1. Intérêt selon si séances individuelles ou de groupe

75 % des patients interrogés ont déclaré être intéressés pour participer à des séances individuelles. Les patients non intéressés estimaient en connaître suffisamment sur la maladie et comment vivre avec : P5 : « *Non pas spécialement, maintenant j'en sais assez.* » ; P9 : « *J'ai trouvé un équilibre dans la façon et le lieu dans lequel je vis et je n'ai pas l'intention d'en changer !* » ; P17 : « *Non, ça ne m'intéresse pas car je suis suffisamment informée.* ».

60 % des patients seraient intéressés par des séances de groupe : P2 : « *Chacun de nous a son diabète. Il n'y a pas un diabète suivant les*

individus, comment on l'accepte. Discuter avec les gens, ça apporte toujours. » ; P4 : « *En groupe, ça peut être pas mal car il peut y avoir une discussion.* » ; P6 : « *Ça fait du bien d'entendre ce que les autres ont et écouter les idées des autres et donner des idées aux autres.* » ; P10 : « *ça permettrait peut-être de profiter de l'expérience de certains. Je ne pense pas qu'ils sont tous comme moi. Donc il peut y avoir un retour d'expériences pas mauvais pour moi.* » ; P18 : « *C'est là qu'on peut parler de soi et qu'on voit qu'on n'est pas tout seul. C'est toujours bien de voir qu'il y a des gens comme nous et qui vivent bien.* ». Parmi les patients non intéressés, sont inclus les patients ayant aussi refusé les séances individuelles et trois autres patients pour lesquels le groupe serait plutôt déstabilisant : P12 : «*j'aime pas quand il y a beaucoup, beaucoup de personnes. J'aime bien être seul.* » ; P13 : «*j'aime pas bien le monde.* » ; P14 : « *Je ne suis pas à l'aise en groupe.* ».

Concernant les formes possibles que pourrait prendre cette offre éducative pendant le temps d'hospitalisation, certains patients ont émis quelques idées : P1 : « *entretiens, échanges ou par internet.* » ; P4 : « *cours dans une salle où on pourrait être plusieurs même si c'est 2-3 fois pendant l'hospitalisation, je pense qu'on retiendrait beaucoup plus de choses et on serait mieux informé car là on est tout seul.* » ; P7 : « *projeter quelque chose pour savoir comment s'y prendre.* » ; P8 : « *préparer à manger. On voit mieux ce qu'on peut manger, ce qu'on doit éviter.* » ; P14 : « *document à la télévision avec témoignages de patients.* ».

2.2. Thèmes à aborder

Le thème qui ressort le plus fréquemment est l'alimentation. En effet, onze patients souhaiteraient avoir plus d'informations pratiques sur la manière de manger : P19 : « *La diététique, c'est essentiel !* ». Sept patients aimeraient mieux comprendre l'origine de leur maladie, l'avenir avec cette maladie (risques potentiels), les perspectives par exemple en termes de progrès médicaux éventuels: P4 : « *le diabète, comment ça vient, pourquoi on a ça.* » ; P6 : « *le diabète, causes principales et sur la tension éventuellement.* » ; P10 : « *savoir les tenants et les aboutissants de la maladie, ce que ça va engendrer,* » ; P14 : « *le diabète est guérissable un jour ?* ». Six patients souhaiteraient mieux comprendre le rôle, l'impact des médicaments pour mieux percevoir leurs bénéfices et leurs risques ainsi que connaître les perspectives d'avenir en termes de recherche, de nouveautés : P7 : « *Les médicaments, moi je les avale mais je ne sais pas à quoi ils servent mais c'est peut-être bien de savoir et savoir s'ils sont dangereux ou pas pour la santé.* » ; P10 : « *comment on se soigne,* » ; P16 : « *les médicaments, à quoi ça sert ?* » ; P19 : « *Savoir comment évolue les traitements mais je sais qu'il y a une évolution mais je ne connais pas les orientations. Comprendre les évolutions.* ».

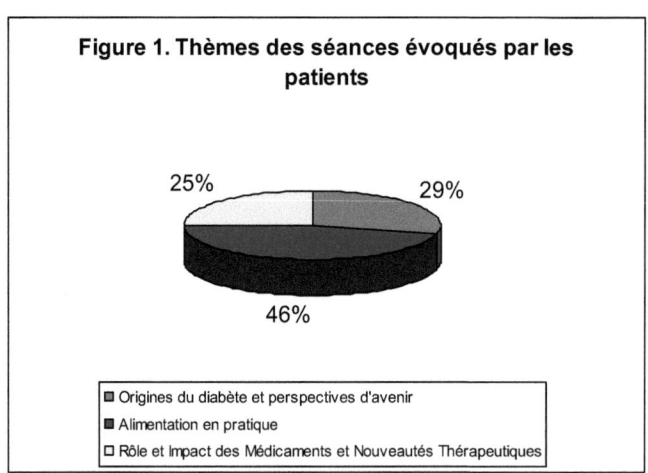

Figure 1. Thèmes des séances évoqués par les patients

- Origines du diabète et perspectives d'avenir
- Alimentation en pratique
- Rôle et Impact des Médicaments et Nouveautés Thérapeutiques

Concernant leur avis sur une séance ciblant les médicaments, cinq patients supplémentaires ont répondu positivement : P2 : « *Ça peut être intéressant de savoir l'effet que ça a. Est-ce que je dois les prendre ou pas ? Est-ce que le cholestérol c'est bon ou pas ? Est-ce vraiment nécessaire ? Mais il faut qu'on me réponde honnêtement. Là je suis intéressé. Lasilix, j'ai eu une rétention urinaire mais est-ce qu'il faut que je continue à le prendre car ça va mieux ? ça fait beaucoup uriner. Des fois, il faut courir.* » ; P8 : « *plus on a d'explications, mieux on peut s'en servir ! Les médecins, ils n'expliquent pas assez aux malades. Ils ne prennent pas assez de temps.* » ; P18 : « Ce qui m'intéresserait, c'est de savoir comment ne pas les oublier. ».

Ces verbatim appuient les résultats précédents concernant le besoin des patients de mieux comprendre le rôle et l'impact des médicaments en se basant sur des données factuelles afin qu'ils puissent construire leurs balances bénéfices/risques. De plus, ils mentionnent aussi leurs besoins d'une séance leur permettant d'acquérir des « trucs », des « outils », des capacités leur permettant de gérer leurs prises médicamenteuses face à leurs situations du quotidien et de pouvoir se faire confiance sur les stratégies qu'ils mettront en place à leur domicile.

2.3. Adaptation du temps d'hospitalisation pour proposer ce type de séance éducative

Huit patients mentionnent l'intérêt de séances se déroulant pendant leur hospitalisation pour des raisons d'éloignement géographique : P3 : « *pendant l'hospitalisation car j'habite loin.* » ; et/ou car cela aurait l'intérêt d'occuper leurs journées d'hospitalisation : P4 : « *pourquoi pas faire pendant l'hospitalisation car on fait rien.* ». Sept patients n'ont pas de préférence concernant le moment de réalisation pendant ou en dehors de l'hospitalisation car ils seraient prêts à revenir pour assister à ces séances si elles ne pouvaient être réalisées durant leur temps d'hospitalisation.

3. Intérêt pour poursuivre un accompagnement éducatif en ambulatoire

Quinze patients expriment qu'ils seraient d'accord pour poursuivre cet accompagnement éducatif en ambulatoire : P2 : « *Si tous les mois, on me dit si je suis ce qu'on m'a dit, pourquoi pas.* » ; P10 : « *Il y a certaines circonstances où l'on peut se trouver seul donc c'est bien qu'il y ait un endroit où l'on puisse avoir des renseignements.* » ; P15 : « *c'est plutôt pour demander un conseil et pour me rassurer.* » ; P19 : « *Oui, pourquoi pas dans la mesure où ça m'aide et m'accompagne.* ».

Ces verbatim montrent bien que l'intérêt perçu par les patients de ce suivi réside dans l'opportunité d'avoir un lieu de recours, de soutien, un environnement rassurant plus qu'une perspective d'apprentissages cognitifs ou pratiques.

e. Exemples d'objectifs éducatifs déduits des besoins éducatifs identifiés

Le *tableau II* propose, à titre d'exemples, différents objectifs éducatifs qui découlent de besoins éducatifs identifiés auprès des patients diabétiques de type 2 hospitalisés.

Besoins éducatifs des patients	Objectifs éducatifs déduits
Besoin de s'y retrouver dans les informations disponibles sur les médicaments en termes de bénéfices, d'utilité et de risques pour la santé	Etre capable de construire la balance bénéfices/risques de ses médicaments pour prendre une décision éclairée avec le soignant concernant l'adhésion à la proposition thérapeutique
Alléger l'ordonnance pour ne laisser que les médicaments nécessaires	Etre capable d'identifier dans son ordonnance l'intérêt propre pour soi de chacun des médicaments et d'engager la discussion avec un soignant concernant les médicaments pour lesquels leur utilité n'est pas perçue
Ne plus se sentir perdu lors de modifications ou d'adaptation dans son traitement	Etre capable d'identifier ce qui a été modifié ou adapté dans son traitement durant l'hospitalisation. Se sentir capable de mettre en place dans son quotidien lors du retour à domicile ces différentes modifications et/ou adaptations en ayant réfléchi durant l'hospitalisation à des stratégies avec les soignants et d'autres patients éventuellement
Ne plus se sentir déstabilisé dans la gestion de ses traitements lors d'événements de la vie quotidienne comme des déplacements et craindre les oublis et leurs impacts sur sa santé	Se sentir capable de s'adapter lors du retour à domicile et lors d'événements, de situations plus ou moins courantes de la vie quotidienne en s'appuyant sur un « outillage » permettant d'être rassuré et d'envisager des stratégies adaptées permettant, entre autre, de minimiser les oublis
Besoin de comprendre les causes des fluctuations de leurs glycémies	Etre capable d'identifier les facteurs pouvant influencer ses glycémies (activité physique, alimentation, traitement médicamenteux, stress, infection…) Etre capable d'identifier les leviers d'actions qui sont de son ressort et les facteurs sur lesquels il ne peut pas agir. Etre capable d'accepter un certain niveau d'équilibre comme adéquat pour se donner un objectif réaliste et réalisable
Besoin de reprendre confiance en soi et de croire en ses capacités d'adaptation	Etre capable d'identifier les stratégies mises en place antérieurement dans son quotidien qui ont fonctionné afin d'envisager, par exemple, de les transposer dans des situations qui ont été difficiles à gérer
Besoin de se sentir capable de faire une activité physique appréciée et en adéquation avec sa condition physique	Etre capable de choisir une activité physique qui lui procure du plaisir et qu'il perçoit comme réalisable avec sa condition physique. Etre capable de faire ce choix en gardant à l'esprit la faisabilité de cette pratique dans la durée et le maintien de sa capacité à lui faire éprouver du plaisir et du mieux-être physique et mental
Besoin d'astuces pratiques pour adapter, intégrer son alimentation dans son quotidien	Etre capable de prendre conscience de ses représentations potentiellement erronées autour du sucre et du gras. Etre capable de sélectionner des trucs et astuces compatibles avec ses habitudes de vie lui permettant d'envisager une alimentation équilibrée, adaptée pour son diabète, pouvant être mise en pratique dans son quotidien, sa réalité en regard de ses préférences et en conservant le plaisir de manger

Tableau II. Exemple d'objectifs éducatifs déduits de besoins éducatifs identifiés auprès de patients diabétiques de type 2 hospitalisés

II. Les soignants

Dans la perspective de proposer une offre éducative, l'étape d'analyse de besoins incontournable inclus, non seulement, l'analyse des besoins de la population de patients concernés, mais aussi, du côté des professionnels de santé ou acteurs de la prise en charge de la population ciblée, c'est-à-dire dans le contexte de ce travail, l'exploration des perceptions des soignants s'occupant des patients diabétiques de type 2 hospitalisés sur leurs besoins, leurs difficultés rencontrées avec leur maladie et sa prise en charge. De plus, l'objectif était aussi de faire le point avec eux des actions entreprises pendant le temps d'hospitalisation par lesquelles ils pensaient répondre à ces besoins, et au contraire, les manques qu'ils avaient pu identifier. De plus, leur avis sur l'intérêt et la faisabilité de proposer des offres éducatives spécifiques durant le temps d'hospitalisation associées à un relais vers les offres ambulatoires a été recherché.

a. Les caractéristiques des soignants

Huit soignants ont été interviewés, de différents corps de métiers au sein de l'équipe soignante du service de Diabétologie : deux infirmières, deux aides-soignants, une diététicienne, une interne en médecine spécialisée en Endocrinologie et deux médecins diabétologues séniors.

Pour envisager une diversité de profils pertinente afin d'explorer des points de vue variés, l'échantillon a été construit en sélectionnant, non seulement, des soignants de professions différentes, mais aussi ayant des anciennetés d'exercice au sein du service de Diabétologie variées : la personne étant la moins expérimentée du service y exerçait depuis 2 ans alors que la plus expérimentée depuis 32 ans.

Le *tableau III* détaille les caractéristiques des soignants interrogés.

Soignants	Sexe	Métier	Ancienneté dans le service
1	F	Infirmière	3 ans et demi
2	F	Infirmière	32 ans
3	F	Aide-soignante	2 ans
4	H	Aide soignant	7 ans et demi
5	F	Diététicienne	7 ans
6	F	Interne de médecine	7e semestre, 2 semestres effectués dans le service
7	F	Médecin Diabétologue	4 ans
8	H	Médecin Diabétologue	25 ans

Tableau III. Caractéristiques des soignants interrogés exerçant au sein du service de Diabétologie

b. Les besoins, les actions menées et les manques

1. Les besoins perçus par les soignants des patients diabétiques de type 2 hospitalisés

Certains soignants précisent que les besoins seront différents selon le type de patients et selon le type de diabète : S4 : « *C'est différent des diabétiques de type 1 qui veulent être précis et qui ont la connaissance* » ; S6 : « *Un jeune cadre n'aura pas les mêmes besoins qu'un retraité.* ».

1.1. Besoin d'être motivés pour s'impliquer dans la prise en charge (6/8)

Ce qui ressort le plus fréquemment comme besoin perçu par les soignants repose sur la nécessité d'une implication des patients dans leur prise en charge et pour cela, ils ont besoin de motivation pour s'engager dans des modifications de comportements et le maintien des efforts entrepris. Dans ce contexte, les soignants se positionnent comme des potentielles ressources pour les soutenir, les aider à trouver les arguments de leur motivation, les aider à identifier leurs forces, à définir des objectifs atteignables et choisir des stratégies réalistes à tester dans leur quotidien : S8 : « *Besoin d'être rassurés, motivés, encouragés dans la poursuite des efforts qu'ils doivent faire.* ». Pour se faire, S4 : « *Il faut les former et les rendre actifs.* » et S7 : « *il faut une approche motivationnelle pour changer les habitudes de vie mais pas en culpabilisant, ni en étant autoritaire.* » dans le but de pouvoir « *négocier ce qu'ils peuvent faire* » et passer un « *type de contrat thérapeutique sur qu'ils peuvent faire et ce qu'ils sont prêts à faire* » (S8) et voir les « *ressources qu'ils peuvent avoir* » (S1) pour mettre en place des comportements adaptés. Parfois, les échanges entre les patients qui ont la même maladie et qui rencontrent les mêmes doutes, se posent les mêmes questions, sont de réels déclencheurs motivationnels : S6 : « *ils apprécient de pouvoir échanger avec d'autres diabétiques, ça leur apporte beaucoup de pouvoir rencontrer d'autres diabétiques.* ».

Les patients ont donc besoin d'un soutien psychosocial pour les rassurer, les motiver et les conforter dans leurs capacités à s'engager dans des adaptations plus ou moins importantes de leurs habitudes de vie.

1.2. Besoin de comprendre l'action de leurs médicaments et le choix de la stratégie médicamenteuse proposée (5/8)

Cinq soignants expriment le fait que les patients ont besoin de comprendre l'action de leurs médicaments afin de pouvoir les utiliser de façon adaptée et sécurisée (moment de prises le plus approprié par exemple) : S7 : « *Et comme les traitements sont variés, il y a un besoin de comprendre comment marchent les traitements.* » ; S1 : « *savoir les utiliser : Metformine pendant les repas, Novonorm que si repas, si insuline, à quoi ça sert et pourquoi ils en ont, les techniques d'injection,*

Trois soignants mettent en évidence le fait que les patients manquent de connaissances sur les médicaments leur permettant de comprendre le choix fait par les médecins personnalisé pour chaque patient : S6 : « *Besoin de trouver un traitement qui marche pour le diabète. Ils ont besoin d'insuline souvent et ils ne s'attendent pas à ça* » ; S8 « *ajustement du traitement oral, du traitement insulinique,* », pour « *Obtenir un équilibre glycémique.* » (S2).

1.3. Besoin de comprendre la maladie (4/8)

Quatre soignants soulignent l'importance pour les patients diabétiques de type 2 de comprendre leur maladie pour pouvoir expliquer la survenue de cette maladie, faire des liens entre leur état de santé, les événements vécus et les actions réalisées afin de mieux savoir gérer, adapter leur traitement médicamenteux et non médicamenteux : S5 : « *Besoin de comprendre mieux le mécanisme de la maladie pour mieux la gérer, faire le lien entre le poids et l'alimentation, l'activité physique et les glycémies.* » ; S6 : « *une éducation sur ce qu'est le diabète* » ; S7 : « *Je pense que, face à la grande fréquence des diabétiques de type 2, beaucoup ne savent pas le déclenchement et les causes. Il y a un besoin de comprendre sa maladie.* » ; S8 : « *Besoin de comprendre ce qu'il faut faire et ce qu'ils doivent faire et pourquoi. Donc ils ont besoin de plus d'explications.* ».

Les soignants mettent donc en évidence un besoin d'acquisition de connaissances sur la maladie et les traitements médicamenteux (aspect cognitif) nécessaire, de leur point de vue, à une gestion appropriée de la prise en charge de leur diabète.

1.4. Besoin d'acquisition de savoir-faire concernant les glycémies capillaires et de connaissances pour interpréter et agir (4/8)

Quatre soignants identifient que les patients ne comprennent pas toujours pourquoi leur diabète est déséquilibré : S2 : « *Ils ne savent pas toujours pourquoi leurs glycémies échappent ; soit il y a un facteur infectieux, ou alimentaire, ou une évolution de la maladie qui fait qu'ils sont de plus en plus carencés en insuline, ou le traitement n'est pas adapté.* ». Ils pensent donc que les patients ont besoin de savoir mesurer leurs glycémies, interpréter les chiffres, reconnaître les symptômes éventuels et savoir réagir en conséquence face à une hypoglycémie et des hyperglycémies : S1 : « *savoir faire la glycémie et comment gérer une hypoglycémie. Connaître les normes des glycémies, les consignes de sécurité importantes. Pour les hypoglycémies : les symptômes, les valeurs, que faire ? Idem pour les hyperglycémies, identifier la conduite à adopter.* » ; S6 : « *ce qu'est une hypoglycémie et comment gérer* », connaître « *les conduites à tenir d'urgence (en cas d'hypoglycémies ou en cas d'hyperglycémies)* » (S8).

Les soignants mentionnent de nouveau un besoin d'acquisition de connaissances sur une thématique différente, les glycémies capillaires, associé à des compétences d'auto-soins : apprentissage de gestes techniques pour réaliser les glycémies capillaires, pour utiliser un lecteur et apprendre à réagir face à des chiffres glycémiques et/ou des symptômes spécifiques.

1.5. Améliorer leur hygiène de vie (3/8)

Trois soignants expriment le fait que les patients ont besoin de prendre conscience de leurs éventuelles représentations erronées concernant l'alimentation, l'activité physique et d'acquérir des connaissances en diététique afin de pouvoir évaluer leur façon de manger : « *revoir la diététique, essayer de voir comment ils mangent* » (S1), « *ils ont des idées reçues sur ce qu'ils peuvent manger ou pas, sur une hygiène de vie qui n'englobe pas seulement la nourriture, le fait de bouger, de se dépenser.* » (S3) ; « *Ils veulent souvent voir la diététicienne* » (S6).

De nouveau, les soignants pointent le fait que les patients manquent de connaissances pour agir de façon adaptée concernant cette fois-ci leur alimentation et/ou leur pratique d'activités physiques : S3 : « *Ils ont besoin de conseils, d'éducation.* ».

1.6. Aucun besoin par les soignants, expliqué par la perception d'un défaut d'intérêt, de motivation ou de prise de conscience des patients (3/8)

Trois soignants trouvent que les patients diabétiques de type 2 ne sont pas intéressés, motivés pour se soigner, ou du fait d'un manque de connaissances, ils ne perçoivent pas les enjeux de prendre en charge leur diabète : S4 : « *On touche une population qui n'a pas envie d'être soignée.* » ;S6 : « *Il y a des personnes qui seront à l'écoute… et d'autres pas du tout.* » ; S5 : « *La plupart des diabétiques de type 2 ne sont pas intéressés, c'est ce que j'ai observé.* » ; S4 : « *les diabétiques de type 2 sont inconscients car ils ne savent pas. Ils ne sont pas conscients de ce qui se passe et ce qui peut arriver.*».

Il semble donc que les soignants perçoivent un besoin fort pour les patients d'augmenter leurs connaissances sur différentes thématiques en lien avec la prise en charge du diabète comme la première marche incontournable de toute mise en mouvement du patient. Ceci, cependant, est associé à un renfort motivationnel permettant d'envisager une implication du patient et le déclenchement voire le maintien de nouveaux comportements.

2. Les actions réalisées durant l'hospitalisation pour répondre à ces besoins

Pour répondre à ces besoins identifiés par les soignants, 3 types d'actions ont été mentionnées :

2.1. Transmissions régulières d'informations (3/8)

S1 : « *Les infirmières donnent des informations à chaque tour, informations sur les techniques d'injection, les normes.* » S5 : « *Quand il y a introduction d'un traitement, il y a une explication du traitement avec le pharmacien.* » S6 : « *Si le patient fait le ramadan, on leur donne des conseils. On rappelle les objectifs glycémiques personnalisés en fonction des patients.* »

2.2. Evaluation des apprentissages de gestes techniques (3/8)

S1 : « *Les infirmières posent des questions sur ce qu'ils ont compris et ce qu'ils n'ont pas compris. Pour les techniques d'injection, il y a les feuilles d'éducation pour savoir où ils en sont. Pour la gestion des hypo et des hyperglycémies, ils partent en permission.* » S6 : « *S'il y a besoin d'un lecteur, les infirmières vérifient le lecteur si le patient en a un ou proposent un lecteur et vérifient son utilisation. S'il y a des injections, les infirmières vérifient les techniques d'injection, la présence de lipodystrophies... Les infirmières et les médecins vérifient les pieds.* » S7 : « *Pour les injections, il y a une fiche d'évaluation bien faite.* »

De plus, concernant l'évaluation des réactions des patients face à des variations glycémiques, un soignant mentionne que *« pour la gestion des hypo et des hyperglycémies, ils partent en permission »* (S1).

2.3. Prise en compte et réponses aux questions des patients (1/8)

S5 : « *Le médecin répond aux questions qui leur sont posées.* »

Les soignants ont, de plus, précisé que, durant le temps d'hospitalisation, les besoins des patients étaient aussi d'ordre médical et que, selon la cause du déséquilibre hyperglycémique chronique, des adaptations thérapeutiques, des examens complémentaires et des soins spécifiques pouvaient être envisagés : S2 : « *On cherche la cause. Si c'est un facteur alimentaire, on garde le même traitement et il y a une normalisation des glycémies en 48 heures avec le même traitement… Si c'est un problème infectieux, on fait un bilan, 9 cas sur 10 c'est une infection urinaire ou une pneumopathie. Quand c'est une carence en insuline, il y a une réadaptation du traitement, souvent c'est une mise sous insuline.* » ; S6 : « *Mettre en place le traitement le plus efficace pour contrôler les glycémies… on programme un bilan dégénératif (fond d'œil, scintigraphie cardiaque…)… S'il y a une neuropathie ou besoin de soins, on prescrit des soins avec un podologue.* ».

Les actions mentionnées s'appuient donc sur des apports de connaissances et de savoir-faire en lien avec la perception des soignants sur les besoins des patients diabétiques de type 2 hospitalisés.

3. Les manques perçus et les actions supplémentaires à mener

Au sein du service d'hospitalisation, le personnel soignant ressent un certain nombre de manques :

3.1. Un manque de coordination (4/8)

La moitié des soignants interrogés mentionnent un manque de communication, d'harmonisation des informations transmises aux patients, de formalisation des différentes actions réalisées par les différents membres de l'équipe soignante et d'évaluation de l'impact de ces actions pour les patients. Les conséquences perçues par ces soignants sont des possibles discordances dans les informations transmises aux patients, des patients pouvant ne pas avoir toutes les explications nécessaires du fait du manque de temps, de coordination des soignants et un manque de retour sur la compréhension des patients en dehors des évaluations des apprentissages de gestes techniques : S1 : « *Il n'y a pas assez de coordination entre tous les soignants… Chacun fait bien son job. Une synchronisation de tout, c'est ce qu'il manque. Quand on a le temps, on fait de l'éducation mais quand il y a autre chose (transfusions…), on n'a pas le temps de faire de l'éducation.* » ; S5 : « *Je ne sais ce que font les autres.* » ; S7 : « *En hospitalisation, il n'y a rien de très précis. Il y a sans doute besoin d'harmoniser ça car pour expliquer la physiopathologie, on manque de temps pour l'interne et pour les infirmières. On a besoin d'harmoniser le temps… Il n'y a pas de systématisation et pas de formalisation de comment on apporte les informations et pas non plus d'évaluation de ce que le patient a compris.* » ; S8 : « *Je ne suis pas sûr qu'on fasse tout… Il est important qu'il y ait de la cohésion entre nous donc c'est un défaut quand il y a des nouveaux venus : les nouveaux internes, de nouvelles infirmières, ce n'est pas forcément le même discours ! Ce n'est pas assez formalisé la formation des nouveaux… »*.

Un soignant propose de mettre en place un support commun à l'ensemble des soignants de l'équipe permettant à chacun de noter les informations et les actions entreprises avec les patients afin de garantir la cohérence des informations qui leur sont transmises et que chacun puisse éventuellement renforcer et/ou s'appuyer sur ce qui a déjà été mis en place avec les patients et évaluer l'évolution de leurs apprentissages : S1 : « *Il faudrait des documents en commun pour que tous les intervenants puissent écrire dessus.* ».

3.2. Un manque d'intégration d'une démarche d'éducation thérapeutique durant ce temps d'hospitalisation (4/8)

La moitié des soignants interrogés mentionnent le besoin d'intégrer en hospitalisation conventionnelle une approche éducative en proposant un bilan éducatif partagé pour chaque patient lors de son entrée en hospitalisation, ayant pour objectif mentionné par les soignants, de fixer les objectifs personnalisés du patient: S1 : « *Les patients doivent fixer leurs objectifs et les objectifs pour leur sortie.* », S7 : « *Il y a une nécessité de faire un bilan éducatif initial pour avoir des objectifs personnalisés.* ».

Ces verbatim montrent l'importance donnée par les soignants à la définition d'objectifs pour les patients sans évoquer la possibilité qu'offre une posture éducative en termes d'exploration des besoins des patients et la compréhension des différentes dimensions de la personne.

Les soignants mentionnent aussi l'intérêt de mettre en place des actions d'éducation thérapeutique collective durant le temps d'hospitalisation sur différentes thématiques comme le diabète, les complications, les traitements, la diététique, le soin des pieds ... : S3 : « *Ce qui serait bien, c'est faire des activités, faire des chariots repas. Il y aurait un chariot au milieu, les patients choisiraient leur menu. Les patients découvriraient ce qu'ils peuvent manger ou pas.* », S6 : « *Une éducation collective. Je l'ai vécue en diabétologie à Annecy. Il y a une grille d'évaluation à la fin et une grille de satisfaction. C'était très apprécié, ils ont été très satisfaits des séances d'éducation. Il y avait des séances sur les hypoglycémies, ce qu'est le diabète faite par le médecin, les traitements et les effets indésirables faite par le médecin, comment bien prendre soin de ses pieds pour éviter les complications, la diététique, sur les aliments contenant des glucides, les aliments gras.* », S7 : « *Il y a une place pour formaliser l'approche éducative sur comprendre la maladie et le mode d'action des médicaments : qu'apportent les médicaments et comment ?* ».

Les thématiques proposées lors de ces séances sont en lien avec les besoins identifiés par les soignants.

Néanmoins, deux soignants émettent des doutes sur la faisabilité de l'éducation thérapeutique pendant le temps de l'hospitalisation et questionnent le rôle éducatif de l'hôpital : S5 : « *Je ne vois pas ce qu'on peut faire en hospitalisation car ils ne sont pas disponibles comme il le faut. On avait commencé des séances en salle de réunion avec le Bodylink mais on était dérangé.* », S7 : « *Est-ce que c'est la place de l'hôpital ? Je ne suis pas sûre !* ».

3.3. Un manque de personnel spécifique dédié à l'unité d'hospitalisation (3/8)

Trois corps de métier ont été identifié comme manquant pour assurer une prise en charge de qualité pour ces patients et adaptée à leurs besoins :

une diététicienne : S2 : « *Qu'il y ait une diététicienne rien que pour le service.* », un kinésithérapeute : S2 : « *La notion d'activité physique, beaucoup ne l'ont pas. Il faudrait qu'il y ait une kiné. Avant, il y avait un intervenant qui faisait de la marche et les patients voyaient l'impact sur les glycémies.* », S6 : « *Dans un monde idéal, il pourrait y avoir une kiné qui pourrait voir les exercices physiques à mettre en place et se balader avec eux. Cela permettrait de voir l'impact de l'activité physique sur les glycémies.* », et enfin, un psychologue : S4 : « *Il faudrait une psychologue pour mettre en avant les traits de personnalité... « Accepter la maladie » est un mot qui me dérange. Personne ne peut accepter d'être malade.* ».

3.4. Un manque de supports pédagogiques adaptés pour les patients (2/8)

Certains soignants soulignent le manque de supports adaptés pour les patients en insistant sur le fait que de nombreux supports existent mais ne semblent pas très appropriés, et le plus souvent, sont un facteur de confusion pour les patients (« trop d'infos tuent l'info ! »). Il serait, de plus, pertinent d'envisager de proposer une variété de formes de supports d'informations pour répondre aux besoins des patients : S1 : « *Faire des documents plus clairs et moins compliqués à donner aux patients. On a déjà beaucoup de documents mais ils s'y perdent un peu. Dans l'idéal, ce serait un papier avec des consignes en cas d'hypo, consignes en cas d'hyper.* » ; S4 : « *On pourrait mettre un CD qui tourne dans la salle d'attente pour expliquer le diabète.* ».

3.5. Un manque de relais ensuite en ambulatoire (1/8)

Un soignant mentionne le manque de support motivationnel en ambulatoire pour garantir un suivi adapté comme, par exemple, sur le plan de l'activité physique : S8 : « *Au niveau de l'activité physique et sportive, on n'est pas au niveau pour la prescription, la mise en route et pour trouver les solutions en ambulatoire. On n'est pas assez bon pour les aspects motivationnels et pas assez bon pour offrir une solution de suivi, de renforcement.* ».

Il semble donc important de connaitre les supports ambulatoires existants, leurs atouts et leurs limites ainsi que les manques sur certaines thématiques en pratique ambulatoire afin d'adapter les propositions d'actions éducatives durant le temps d'hospitalisation pour envisager une action d'accompagnement qui puisse perdurer ou trouver d'autres relais pour assurer une continuité.

c. <u>Avis sur l'intérêt et la faisabilité d'une offre éducative intégrée au temps d'hospitalisation associée à un relais ambulatoire</u>

Les questions posées aux soignants ont permis d'explorer leur opinion concernant les modalités les plus appropriées pour proposer une offre éducative durant l'hospitalisation (séances individuelles et/ou de groupe ; critères de faisabilité) et concernant la possibilité d'envisager un relais en ambulatoire (modalités et faisabilité).

1. Séances individuelles

Toutes les personnes interrogées pensent que l'éducation thérapeutique en individuel a sa place pendant le temps de l'hospitalisation du fait des possibilités de personnalisation et d'adaptation des séances à chaque patient, à sa compréhension, à son niveau intellectuel et à ses objectifs ainsi que la perception de moindres contraintes organisationnelles en individuel : S2 : « *Dès le départ, il faudrait définir les objectifs que le médecin a pour les patients et si le patient peut y adhérer. Trouver un compromis sur ce qu'il serait bien pour eux et ce qu'ils peuvent faire et voir l'adhésion du patient... Il faudrait des objectifs de départ clairs et écrits.* » ; S5 : « *Oui, c'est plus possible car on a une visibilité des examens du patient et connaissant les contraintes du service, on peut cibler des créneaux où le patient sera disponible.* » ; S7 : « *Il y a plus de place en individuel qu'en groupe, suivant les capacités du patient et des objectifs personnalisés.* » ; S8 : « *je pense qu'il y a la place pour l'éducation individuelle qui est mieux adaptée pour certains patients.* ».

Les soignants précisent le fait que les thèmes de ces séances dépendraient des patients et de leurs objectifs, mais proposent des thématiques en lien avec leur perception des besoins des patients (identifiés précédemment) : le diabète, ses complications, les hypoglycémies et les hyperglycémies et comment les gérer, les médicaments, l'alimentation, l'activité physique, les techniques d'injection. Ils mentionnent, de nouveau, l'importance d'intégrer une évaluation de connaissances en fin de séance (identifiée comme un manque actuellement dans les actions entreprises durant l'hospitalisation) : S1 : « *Vérifier ce qu'ils savent eux car on dit plein de choses mais qu'est-ce qu'ils en retiennent ?* ».

Certains d'entre eux soulignent, cependant, le fait que la faisabilité de ce type d'interventions éducatives reposera sur le nombre de soignants pouvant dégager du temps sur cette activité et le temps dédié accordé à la réalisation de ces activités durant le temps d'hospitalisation: S1 : « *Si on avait du temps, ce serait bien.* » ; S6 : « *je suis pas sûre que tous les patients ont la même éducation, ça dépend du temps et du nombre au niveau du personnel.* » ; S7 : « *il y a une carence en personnel.* » ; S8 : « *cela consomme trop de ressources, trop de moyens, ça prend plus de temps.* ».

2. Séances de groupe

Concernant les séances de groupe, les opinions divergent : 50% des soignants pensent que cette offre serait pertinente durant le temps d'hospitalisation en soulignant les avantages du groupe alors que 50% la trouvent non appropriée du fait d'une hétérogénéité des attentes et des capacités de patients diabétiques de type 2 hospitalisés au même moment. En effet, quatre soignants évoquent les avantages qu'ils perçoivent des séances de groupe (partage d'expériences, confrontation des représentations, sentiment de ne plus être isolé, apprentissages par les réussites et les faux-pas de chacun) : S1 : « *ce serait bien car ils en font eux-mêmes dans le couloir. Il faudrait des séances pas obligatoires, c'est eux qui choisissent. Voir des gens qui ont les mêmes problèmes qu'eux, qu'ils sont dans la même galère, comment les autres arrivent à gérer.* » ; S3 : « *c'est mieux qu'individuel car au niveau du groupe, on voit plus les défauts des autres et on apprend sur les nôtres.* » ; S5 : « *c'est ce qui fait le plus réfléchir les uns les autres et c'est le plus enrichissant. On utilise les représentations de chacun et l'expérience de chacun pour ouvrir les champs.* » ; S7 : « *Faire une prise en charge en groupe pour motiver les gens.* ». Alors que les autres soignants soulignent la problématique de l'hétérogénéité potentielle du groupe, les difficultés d'expression dans un groupe pour certains patients plus réservés: S2 : « *pas approprié pendant l'hospitalisation car ils n'ont pas tous le même niveau... Il faudrait faire un groupe avec ceux qui sont valides et d'autres avec ceux qui ne sont pas valides donc c'est compliqué.* » ; S4 : « *Les gens qui ont une timidité se cachent derrière les autres donc c'est moins intéressant que les séances individuelles.* » ; S8 : « *Pour l'activité physique et sportive, la population est hétérogène donc je ne vois pas comment ça peut se concilier en groupe.* ».

Une offre sous la forme de séances de groupe semble donc posséder certains avantages mais, étant perçue comme moins facile à organiser que des séances individuelles, cela nécessite de réfléchir à des modalités d'organisation permettant non seulement de rassembler des patients (après un bilan éducatif partagé individuel) ayant des problématiques communes et ceci quelles que soient leurs capacités de départ (ce sont les techniques pédagogiques utilisées qui devront s'adapter aux différentes personnes présentes dans le groupe) mais aussi de négocier un temps dédié au cours duquel au minimum un voire deux soignants puissent être disponibles pour une durée d'environ 45 minutes.

3. Intérêt et faisabilité d'un relais ambulatoire

Les soignants pensent qu'un relais en ambulatoire paraît approprié et s'appuie sur une démarche retenue par les Agences Régionales de Santé : « *C'est la volonté de l'ARS.* » (S7). Les stratégies proposées reposent sur un relais vers des structures d'ETP ambulatoire type Proxydiab38 (S5 et S6), vers les médecins généralistes intégrés à des réseaux Diabète (S6) ou vers les pharmaciens d'officine (S7).

Concernant les modalités organisationnelles (contenu partagé du processus éducatif à l'hôpital et en ville) et/ou les outils utiles aux transmissions d'informations et à l'évaluation des avancées des patients lors de ce relais, les soignants proposent différentes pistes : S1 : « *une fiche d'objectifs* » ; S2 : « *des objectifs fixés et évaluer ceux atteints, plus une réévaluation à distance. Les objectifs non atteints seront atteints en ville et on réévalue à distance.* » ; S5 : « *un bilan éducatif partagé au départ, après une éducation avec un temps d'évaluation puis un compte-rendu.* » ; S6 : « *dans le compte-rendu d'hospitalisation, si on pense qu'il faut un relais par Proxydiab, on coche tout ce qui a été abordé pendant l'hospitalisation*

et on met un commentaire sur les problèmes du patient. Le compte-rendu peut être adressé à Proxydiab ou alors il faudrait mettre en place un carnet pédagogique au patient mais ça fait très scolaire, et cocher ce qui a été acquis ou à revoir, ce qui permettrait de faire un rappel et Proxydiab verrait ce qui pêche pour revoir avec les patients les problématiques. » ;
S8 : « *une sorte de programme éducatif commun qui pourrait être délivré à plusieurs endroits.* ».

d. Besoins en lien avec les médicaments perçus par les soignants et stratégies d'actions possibles

Lors des entretiens soignants, un temps ciblant la problématique des médicaments a été dédié afin d'explorer la perception des soignants sur les difficultés que peuvent vivre les patients au quotidien avec leurs médicaments et les actions réalisées ou à réaliser en hospitalisation pour aider les patients dans la gestion de leurs médicaments au quotidien. Il a, de plus, été évalué leur degré de motivation à participer, animer des séances de groupe sur cette thématique durant le temps d'hospitalisation.

1. Les difficultés des patients avec leurs médicaments perçus par les soignants

Les soignants interrogés sont assez unanimes pour dire que les patients ont des difficultés avec leurs médicaments (7/8). Ils pointent spécifiquement des difficultés liées aux génériques (modification des noms), à la compréhension de l'utilité et du mode de fonctionnement des médicaments, à la prise régulière sans oubli des médicaments et comment gérer ces oublis lorsqu'ils surviennent, au respect des horaires de prise, aux techniques d'administration, au mode de conservation, au nombre de médicaments à prendre, à l'apparition ou l'expérimentation d'effets indésirables. Il est, de plus, souligné une difficulté particulière liée aux antidiabétiques qui nécessitent pour certains (insulinosécréteurs, insuline) des adaptations posologiques potentiellement journalières voire multiples dans la même journée : S8 : « *Pour le diabète, il y a une titration des traitements qui va varier d'un jour à l'autre, comme l'insuline qui peut varier d'1 à 100 unités.* ».

2. Actions ciblant les médicaments entreprises ou pouvant être mises en place durant l'hospitalisation

2.1. Transmissions d'informations

Concernant les informations transmises aux patients sur les médicaments, les avis des soignants sont partagés. En effet, deux d'entre eux pensent que les patients ont suffisamment d'informations alors que deux autres nuancent la qualité de ces informations en fonction de l'interne en pharmacie présent et trois autres pensent, au contraire, que les patients n'ont pas suffisamment d'informations sur les médicaments du fait, comme souligné précédemment, d'un manque de coordination et de temps des membres de l'équipe soignante: S2 : « *Non, il y a celles qu'on peut leur donner et on ne sait pas qui leur donne quoi comme information. Il n'y a pas de coordination entre les équipes. Des fois, ils ont l'information et des fois non.* ». De plus, il est souligné par un soignant le fait que le temps d'hospitalisation étant de plus en plus écourté, le traitement qui va être proposé au patient une fois stabilisé est souvent validé peu de temps avant la sortie de celui-ci ce qui nécessite « *un besoin de renforcement à distance.* » (S8).

2.2. Propositions d'outils pratiques pour faciliter la gestion au quotidien et pédagogiques

Différentes propositions ont été évoquées par les soignants :

- l'utilisation d'un pilulier, la réalisation d'un plan de prise, la programmation de rappels (téléphoniques ou autres) pour éviter les oublis, la distribution de documents type « *foire aux questions* » (S8), l'écriture des noms commerciaux et des dénominations communes internationales (DCI) sur l'ordonnance, la prescription d'une infirmière à domicile lorsque le patient n'est pas autonome en sortie d'hospitalisation ;

- l'utilisation d'outils pédagogiques comme un imagier (Bodylink®) visant des acquisitions de connaissances par les patients concernant le mode d'action des médicaments dans l'organisme.

3. Intérêt pour participer à des séances éducatives de groupe sur les médicaments

Une majorité des soignants interrogés seraient intéressés pour participer à l'animation de séances éducatives de groupe sur les médicaments (6/8) mais en émettant quelques réserves quant à l'intégration dans l'organisation actuelle du service, à la légitimité de ce type d'activité et en soulignant le besoin de formation spécifique : S1 : « *Oui si ça fait partie du temps de travail et que j'ai la possibilité d'y participer* » ; S5 : « *De manière personnelle, je suis d'accord pour participer à des séances d'éducation thérapeutique mais je n'ai peut-être pas les capacités.* » ; S8 : « *est-ce que ça fait partie de mes missions ? Non. Je serai prêt à participer à l'élaboration et à la validation d'un outil pour l'éducation des patients, ça oui, ça fait partie de mes missions.* ». Pour les deux autres soignants, le manque de temps a été la cause de leur refus de participer à ce type d'action.

Concernant le contenu de la séance, les soignants proposent différents types d'outils pédagogiques pour animer ces séances sans préciser les objectifs qui seraient poursuivis lors de ces séances :

- des supports imagiers : Bodylink®, chevalet avec des dessins d'organes et du corps, tableaux expliquant à quel moment agit un médicament et quand le prendre ;
- des supports à manipuler : boîtes de médicaments et stylos d'insuline, tablettes tactiles, cartes à jouer ;
- des supports audiovisuels : vidéos de patients ;
- des outils plus personnalisés, utilisés comme support pour aider à la prise des médicaments comme un plan de prises et/ou une ordonnance adaptée.

e. Exemples d'objectifs éducatifs déduits des besoins éducatifs perçus par les soignants

Le *tableau IV* propose, à titre d'exemples, différents objectifs éducatifs qui découlent de besoins éducatifs perçus par les soignants pour les patients diabétiques de type 2 hospitalisés.

Besoins éducatifs des patients perçus par les soignants	Objectifs éducatifs déduits
Besoin d'un support motivationnel	Prendre conscience qu'il peut agir sur sa santé Etre capable d'identifier et construire les arguments de sa motivation pour agir pour sa santé
Besoin de prendre conscience des conséquences de leur diabète et de connaissances sur leur maladie	Que le patient soit capable d'expliquer son diabète et prenne conscience des risques potentiels s'il ne prend pas en charge sa maladie
Besoin de comprendre le rôle de ses médicaments afin de faire des liens avec les événements qu'ils vivent avec sa maladie	Que le patient soit capable d'expliquer où est-ce que ses médicaments agissent dans son organisme et quelles en sont les conséquences
Savoir prendre de façon adaptée ses médicaments au quotidien	Que le patient soit capable d'adapter ses prises et doses de médicaments en fonction des moments de la journée, repas ou non, événements intercurrents ou non …
Apprendre des gestes techniques comme les injections d'insuline, mesurer sa glycémie capillaire	Etre capable de réaliser les injections d'insuline et mesurer sa glycémie de manière adaptée, sécurisée
Besoin de comprendre les causes des fluctuations de leurs glycémies	Etre capable d'identifier les facteurs pouvant influencer ses glycémies (activité physique, alimentation, traitement médicamenteux, stress, infection…) Etre capable d'identifier les leviers d'actions qui sont de mon ressort et les facteurs sur lesquels je ne peux pas agir Etre capable d'accepter un certain niveau d'équilibre comme adéquat pour se donner un objectif réaliste et réalisable
Besoin de connaissances en diététique	Etre capable de prendre conscience de ses représentations potentiellement erronées autour du sucre et du gras

Tableau IV. Exemples d'objectifs éducatifs déduits des besoins éducatifs perçus par les soignants pour les patients diabétiques de type 2 hospitalisés

III. Comparaison des besoins éducatifs exprimés par les patients diabétiques de type 2 hospitalisés et ceux perçus par les soignants

DIABETE	
Besoins éducatifs exprimés par les patients	Besoins éducatifs perçus par les soignants
Besoin de reconnaissance de la difficulté de mettre en place des changements concernant l'alimentation et des efforts fournis pour éviter un sentiment de culpabilité lors des écarts (12/20) Besoin d'astuces pratiques pour intégrer une alimentation adaptée dans son quotidien (12/20)	Besoin de prendre conscience de ses éventuelles représentations erronées sur les aliments autorisés et interdits Besoin d'acquérir des connaissances en diététique afin de pouvoir évaluer leur façon de manger (2/8)
Besoin d'être accompagné dans la mise en place de changements dans son quotidien pouvant être à l'origine de différentes pertes comme une perte d'estime de soi, d'épanouissement personnel en rapport avec certaines activités perdues, de liberté, de spontanéité… (11/20) Besoin de reprendre confiance en soi et de croire en ses capacités d'adaptation Besoin d'identifier ses ressources et celles de son environnement permettant de se sentir capable de faire face à des situations contraignantes tout en retrouvant un équilibre, un sens à sa vie quotidienne	Besoin d'un support motivationnel (6/8) « *Besoin d'être rassurés, motivés, encouragés dans la poursuite des efforts qu'ils doivent faire* »
Besoin d'être rassuré concernant les complications liées au diabète (11/20)	Besoin de prendre conscience des conséquences de leur diabète (3/8) Besoin de connaissances sur leur maladie pouvoir faire des liens entre ce qui est fait ou proposé de faire et l'impact de ces actions (4/8)
Besoin d'être rassuré par rapport aux fluctuations de leurs glycémies, d'identifier sur quels facteurs ils peuvent agir et de prendre conscience que certains facteurs ne dépendent pas d'eux et de retrouver un sentiment de maîtrise sur ses glycémies (10/20)	Besoin d'apprentissage de gestes techniques pour réaliser ses glycémies capillaires, interpréter les chiffres, reconnaître des symptômes éventuels et savoir réagir en conséquence face à une hypoglycémie et des hyperglycémies (4/8)
Besoin de se sentir capable de faire une activité physique appréciée et en adéquation avec sa condition physique (4/20)	Besoin de prendre conscience de leurs éventuelles représentations erronées concernant l'activité physique (1/8)

93

MÉDICAMENTS	
Besoins éducatifs exprimés par les patients	Besoins éducatifs perçus par les soignants
Besoin de s'y retrouver dans les informations disponibles sur les médicaments en termes de bénéfices, d'utilité (11/20) et de risques pour la santé (6/20)	Besoin de comprendre l'utilité et le mode de fonctionnement des médicaments afin de faire des liens avec les événements qu'ils vivent avec leur maladie (5/8)
Retrouver une marge de liberté perdue par la prise de médicaments qui impose une organisation contraignante (8/20) et une prise quotidienne vécue comme « obligatoire » pour sa santé (3/20)	
Ne plus se sentir perdu lors de modifications ou d'adaptation dans son traitement, notamment au passage de l'insuline (7/20)	Difficulté particulière liée aux antidiabétiques qui nécessitent pour certains des adaptations posologiques potentiellement journalières voire multiples dans la même journée (1/8) Difficultés liées aux techniques d'administration (3/8)
Besoin de pouvoir s'exprimer sur son vécu d'effets indésirables ou sur sa peur de leurs survenues (6/20)	Difficultés face à l'apparition, l'expérimentation d'effets indésirables (1/8)
Percevoir les bénéfices en regard des contraintes induites par la chronicité des prises de médicaments à l'origine d'un « ras le bol » (4/20) et de difficultés de prises (5/20)	Difficultés à respecter les horaires de prise (4/8)
Alléger l'ordonnance pour ne laisser que les médicaments nécessaires (3/20), avec une forme selon ses préférences (1/20), être accompagné lors de prescriptions de génériques (3/20)	Besoin de connaissances sur les médicaments pour comprendre le choix de la stratégie thérapeutique médicamenteux proposée (3/8) Difficultés liées aux génériques (modification des noms), au mode de conservation et au nombre de médicaments à prendre (3/8)
Ne plus se sentir déstabilisé dans la gestion de ses traitements lors d'événements de la vie quotidienne comme des déplacements, la gestion de la présence « des autres » (2/20)	
Besoin d'être rassuré concernant le risque d'oubli et son impact sur sa santé en prenant confiance en soi et en sa capacité à prendre de façon adaptée ses médicaments (2/20)	Besoin de comprendre l'action de leurs médicaments afin de les utiliser de façon adaptée et sécurisée (5/8) Difficultés liées à la à la prise régulière sans oublis de ses médicaments et comment gérer ces oublis lorsqu'ils surviennent (1/8)

Tableau V. Comparaison des besoins éducatifs exprimés par les patients diabétiques de type 2 hospitalisés avec ceux perçus par les soignants

a. Besoins éducatifs patients / soignants

1. Concernant la Maladie

Tout patient souffrant d'une maladie chronique est confronté à un double impératif (36) :

- savoir gérer sa maladie, c'est-à-dire surveiller quotidiennement son état, faire face aux crises, se traiter...

- savoir vivre avec sa maladie, c'est-à-dire établir un nouveau rapport à soi, aux autres et à l'environnement. Ceci revient pour lui à inventer une autre vie, à investir un autre espace dans lequel la santé antérieure a laissé place à un nouvel état d'équilibre qui nécessite en permanence réflexion, invention, conscience des sentiments éprouvés...

Le premier besoin, exprimé par les patients en plus grande fréquence, cible la thématique de l'alimentation. Les patients ont besoin d'une reconnaissance des efforts fournis pour adapter leurs habitudes alimentaires du fait de leur diabète et d'outils pratiques leur permettant d'intégrer des façons de faire dans leur quotidien réalisables. Les soignants, eux aussi, ont perçu une problématique liée à l'alimentation mais plus centrée sur un besoin d'acquisition de connaissances pour être plus expert pour avoir un avis critique sur leurs habitudes alimentaires et leurs potentielles croyances erronées autour du « sucre » et du « gras ». Dans cet exemple, la différence de positionnement, de point de vue sur une problématique commune entre les patients et les soignants est révélée. Ceci peut expliquer les difficultés de compréhension qu'il peut exister entre ce qu'attend le patient et ce que propose le professionnel de santé pour l'aider. Il semble donc pertinent que les professionnels de santé abordent la problématique de l'alimentation plutôt dans une optique d'explorer ce que le patient a déjà testé en fonction de ses croyances, ses préférences, ses habitudes alimentaires afin, ensuite, d'envisager des stratégies d'actions possibles compatibles avec cet environnement discuté et de rajouter, si besoin, des connaissances adaptées permettant au patient de mettre en place des actions pratiques et réalisables à domicile.

Le deuxième besoin éducatif le plus fréquent déduit des paroles des patients rencontrés a été perçu par les soignants et repose sur un besoin de soutien et d'encouragement pour tout changement qu'ils vont essayer de faire ou qu'ils ont déjà mis en place dans leur mode de vie. En effet, une perception forte d'un manque de confiance en eux, d'estime d'eux-mêmes ressort dans l'ensemble des verbatim collectés. Les patients se sentent contraints, perdants de leur liberté et sans être persuadés de leurs capacités à y faire face ce qui renforce leur sentiment de non efficacité personnelle. De plus, le diabète est perçu comme un frein pour réaliser certaines de leurs activités comme par exemple conduire, faire de la plongée, oser partir en voyage ce qui peut réduire leurs champs d'actions, leurs perspectives. Ce constat montre la nécessité pour les soignants de prendre une posture permettant d'apporter un réconfort à ces patients, de faire ressortir leurs ressources, les situations valorisantes qu'ils ont déjà vécues, les succès qu'ils ont déjà eus dans les actions qu'ils ont entreprises dans la prise en charge de leur diabète dans le but d'augmenter la confiance des patients en leurs capacités à pouvoir vivre une vie qui ait un sens pour eux avec leur maladie.

Les soignants pensent que, pour pouvoir gérer sa maladie et vivre avec, le patient a besoin de la comprendre et d'être conscient que cette maladie peut avoir des conséquences sur sa santé même si elle peut être silencieuse sur le plan des symptômes pendant un certain temps, voire « sournoise » comme disent les patients. En effet, les soignants se posent la question de la perception d'être malade sans symptômes. Dans les verbatim analysés, deux patients illustrent cette perception des soignants de ce possible manque de conscience de la maladie en mentionnant qu'ils ont pris conscience des risques liés au diabète durant leur temps d'hospitalisation : P10 : « *La première chose, c'est que je prends conscience du rôle du diabète ou de l'importance du diabète car pour moi, c'était quelque chose de pas si important et que ça pouvait aller jusqu'à certaines extrémités.* » ; P19 : « *j'ai identifié les conséquences que ça peut avoir en voyant mes voisins ! ... on visualise les conséquences que ça peut avoir sur la santé, le cœur, les pieds, ça fait prendre conscience ! C'est plus éducatif encore !* ». Cependant, même si les soignants interviewés pensent que les patients ont besoin de prendre conscience des tenants et des aboutissants de leur maladie pour faire les liens avec les événements vécus, pour la plupart des patients (11/20), ce n'est pas une problématique de prise de conscience des complications du diabète qui ressort mais au contraire une réelle connaissance des risques de complications et une représentation de celles-ci leur faisant exprimer un sentiment de peur, voire d'angoisse, quant à la survenue d'une ou plusieurs de ces complications. Leur besoin repose, de nouveau, sur un support social, un accompagnement leur apportant les ressources leur permettant d'être rassurés quant à l'apparition de ces complications, ce qui peut s'appuyer sur une exploration de leurs représentations des complications et de ce qu'ils pensent pouvoir faire pour agir afin de construire avec les arguments de leur apaisement. Il existe ici, de nouveau, un différentiel de niveau entre les besoins exprimés par les patients et ceux perçus par les soignants. Même si ceux-ci ont perçu le fait que, de façon générale, les patients ont besoin d'être rassurés, encouragés et soutenus, persiste une vision prédominante d'un besoin d'acquisitions cognitives comme support à tous autres apprentissages.

Une autre crainte des patients correspond à la fluctuation inexpliquée de leurs glycémies pour laquelle les patients, de nouveau, ont un sentiment de perte de contrôle, de perte de sens de ces variations dont toutes les explications causales envisagées ne fonctionnent pas, ce qui peut encore renforcer leur sentiment d'incapacité à faire face et diminuer leur estime d'eux-mêmes. L'enjeu semble pour les soignants de les aider à lâcher prise et d'identifier les facteurs sur lesquels ils peuvent agir (alimentation, activité physique, adaptation du traitement médicamenteux, stratégies de gestion des émotions...) et ceux sur lesquels ils ne peuvent agir (événement intercurrent à l'origine d'un débordement d'émotions, infections, administration de corticoïdes...). De premier abord, de nouveau, les patients perçoivent un besoin comme un socle incontournable d'acquisition de savoir-faire qui donnerait aux patients les moyens de s'appuyer sur des valeurs de glycémie pertinentes du fait d'une technique d'auto-surveillance glycémique de qualité, de comprendre les chiffres glycémiques et surtout, ce qui les préoccupe en tant que soignant, que le patient sache réagir dans des situations à risque dont, plus particulièrement, les hypoglycémies.

Au sujet de l'activité physique, les patients connaissent les bénéfices de l'activité physique sur leurs glycémies mais sont demandeurs d'une aide pour trouver une activité physique qu'ils apprécient, réalisable dans leur quotidien et « compatible » avec leur état de santé du moment. Peu de soignants ont exprimé dans cet échantillon un besoin en lien avec la pratique d'une activité physique. Ceci peut être dû à un effet lié au nombre de soignants interrogés ce qui nécessiterait une exploration ciblant cette thématique de l'activité physique auprès d'autres soignants pour approfondir leur perception des besoins des patients sur cette thématique. Le seul soignant ayant évoqué cette dimension pense que la majorité des patients n'ont pas conscience des bénéfices apportés par la pratique d'une activité physique : S2 : « *La notion d'activité physique, beaucoup ne l'ont pas.* » alors que les patients soulèvent une difficulté de « sélection » d'une pratique qu'ils savent bénéfique.

2. Concernant les Médicaments

Le premier besoin exprimé par les patients en plus grande fréquence concernant les médicaments met en évidence la notion de balance bénéfices / risques. En effet, les patients ont besoin d'aide pour faire le tri des informations, connaissances, représentations qu'ils ont de leurs médicaments afin de pouvoir identifier les bénéfices pour leur bien-être, leur santé (utilité) et les inconvénients (les contraintes dont les injections, le nombre de comprimés à prendre, les effets indésirables, la perte de liberté…) et d'être capables de les pondérer afin de prendre une décision éclairée sur leur façon de les gérer au quotidien. Cette balance penche-t-elle plutôt vers les bénéfices ou bien vers les risques ? Les soignants ont perçu ce besoin de comprendre l'utilité des médicaments prescrits mais dans le sens d'un moyen pour comprendre les effets perçus, recherchés ou non (apparition d'effets indésirables) alors que les patients semblent plutôt exprimer le besoin de comprendre pour être rassurés de l'intérêt de ces prises médicamenteuses et d'avoir la possibilité de retrouver un espace de liberté dans leur gestion au quotidien de leurs médicaments, dans la possibilité de réfléchir avec les soignants sur la stratégie thérapeutique envisagée. Dans ce contexte, les génériques ressortent comme une problématique à évoquer avec les patients car potentiellement pourvoyeuse de doutes, de désorganisation de leur gestion des médicaments mise en place à domicile (perception d'efficacité inférieure aux médicaments princeps, non reconnaissance des médicaments du fait de changements réguliers de noms, de couleur, de forme…). Concernant l'implication des patients dans la prise de décision de la stratégie thérapeutique la plus adaptée et réalisable dans leur quotidien sur le long terme, les soignants ont perçu ce besoin mais mentionnent un pré-requis pour participer à cette discussion qui repose sur la nécessité d'acquérir un socle de connaissances sur les différents médicaments.

De plus, les patients expriment le besoin d'avoir un espace leur permettant d'évoquer les effets gênants qu'ils vivent au quotidien en lien avec leurs médicaments autant sur le plan des contraintes induites que des effets indésirables.

Ils ont besoin aussi, concernant les médicaments, de nouveau, d'être rassurés sur leurs capacités à gérer au quotidien leurs médicaments, à faire face à des modifications de traitement médicamenteux dont particulièrement l'ajout d'injections d'insuline et à s'adapter, trouver des stratégies efficaces lors de survenues de situations différentes de leur quotidien comme les sorties, l'environnement professionnel, les voyages, les invitations, les oublis.... Les patients expriment leur peur d'oublier de prendre leurs médicaments et des conséquences que cela peut avoir sur leur santé. Ils ont peur de ne pas être capables d'y penser, de trouver une organisation pour prévenir ce risque d'oubli. De même, lorsqu'ils passent à un traitement injectable, ils appréhendent le fait de ne pas être capables, non seulement de réussir à faire l'injection chez eux, mais aussi de gérer l'ensemble de l'organisation induite au retour à domicile.

Les soignants concernant les médicaments perçoivent les difficultés pratiques des patients comme les adaptations posologiques à réaliser quotidiennement, les techniques d'administration à maîtriser, les horaires de prises à respecter, la gestion des génériques, le grand nombre de médicaments, leurs modalités potentielles de conservation rajoutant des contraintes, la régularité des prises sur le long terme mais, face à ces constats de difficultés, n'ont pas déduit les mêmes besoins que ceux exprimés par les patients. C'est-à-dire que les propositions d'actions des soignants se positionnent sur des acquisitions de connaissances (mode d'action des médicaments par exemple) et de savoir-faire techniques afin de pouvoir envisager des stratégies organisationnelles alors que les patients mettent au premier plan le besoin de renforcer leur croyance quant à leur capacité d'agir de façon adaptée dans toutes circonstances, donc un besoin de renforcement de leur confiance en eux et d'appropriation « d'outils », « d'armes » pour agir en ayant expérimenté, discuté des situations potentielles qui peuvent survenir et avoir en amont commencé à réfléchir à des stratégies pour qu'ils puissent rentrer chez eux rassurés et plus confiants sur leurs possibilités d'agir avec pertinence. Enfin, le sentiment exprimé par les patients de « ras le bol », de solitude et de contraintes liés à leurs médicaments est à garder en tête lors d'entretien avec les patients afin de proposer une place, un temps au patient pour poser ce « fardeau » et rebondir ensuite sur ses ressources internes et externes (support social, accompagnement des soignants) afin d'envisager ensuite avec lui des façons d'améliorer le vécu de son quotidien et de le sécuriser.

3. Comparaison avec les données de la littérature

L'enquête ENTRED réalisée en 2007 sur les besoins d'information et d'éducation des personnes diabétiques montrent que : 71 % des diabétiques de type 2 souhaitent, en premier lieu, des informations supplémentaires, 33 % souhaitent un complément éducatif. Ils souhaitent en premier lieu des informations sur l'alimentation (pour 42 % d'entre eux), les complications liées au diabète (pour 33%), et comment bien vivre avec son diabète (pour 27 %) (37). Dans ce travail, la problématique de l'alimentation est aussi retrouvée. La préoccupation des patients est de « trouver » comment bien vivre avec son diabète, d'où leur besoin d'astuces pratiques que ce soient à propos de l'alimentation, de l'activité physique ou des médicaments, qu'ils se sentent capables de les mettre en place dans leur quotidien leur rendant un sentiment de contrôle, de sécurité et de confiance en eux. En revanche, avoir des informations sur les complications n'est pas une préoccupation des patients interrogés qui, au contraire, les craignent et ont besoin d'être rassurés et soutenus.

N. Gasquet, dans sa thèse portant sur les attentes de patients diabétiques, inclus dans un programme hospitalier, montre que les premières attentes des patients sont la motivation, l'amélioration de l'équilibre du diabète, des informations concernant le régime, des informations sur les complications du diabète. Il met, de plus, en évidence qu'aborder la question du traitement, de la pratique de l'activité physique et la rencontre avec d'autres patients diabétiques ne font pas partie des attentes prioritaires des patients (38). Ces résultats rejoignent d'ailleurs ceux d'E. Simon dans sa thèse portant sur la place de l'éducation thérapeutique face aux besoins des patients diabétiques de type 2 (39). Dans le travail présenté ici, le besoin de « motivation », ou plutôt de soutien, de renforcement de la confiance en soi, l'estime de soi et du sentiment d'efficacité personnelle qui est un ingrédient de la motivation, de l'indentification des ses propres ressources et de celles à sa disposition sont prédominants. Le souhait de l'amélioration des glycémies est aussi retrouvé mais, pas juste comme une attente de résultat, mais un besoin de donner un sens à ces fluctuations de glycémies pour se positionner quant à leur marge de manœuvre et diminuer leur sentiment de culpabilité. En revanche, contrairement aux thèses citées précédemment, ont été exprimées, comme des besoins par les patients, la thématique du traitement, notamment des questionnements sur son utilité, sur leur capacité à s'organiser pour faire face au quotidien et aux changements (de stratégie, d'environnement) et celle de l'activité physique dans l'optique de trouver des façons de réaliser une activité physique à l'origine de plaisir et en adéquation avec leurs capacités physiques.

4. Qu'est-ce que l'on retient pour la pratique

Il existe donc un décalage entre les besoins éducatifs réels des patients et la vision des soignants pour certaines thématiques. Les soignants évoquent essentiellement des besoins cognitifs et gestuels alors que les patients ont besoin de conseils pratiques pouvant être en concordance avec leur vie de tous les jours. En effet, le soin ne consiste pas seulement à mettre en œuvre des connaissances et des techniques mais à les conceptualiser et les soumettre à l'expérimentation de la « vraie vie ».

Les résultats de l'analyse des verbatim patients montrent que la majorité d'entre eux sont conscients de l'impact de leur maladie sur leur santé contrairement à ceux qui peuvent être ressentis par certains soignants. L'expression d'une véritable angoisse, peur, d'un sentiment de menace liée au risque de complications est clairement ressortie des entretiens réalisés dans ce travail mettant en évidence un besoin d'actions visant à rassurer les patients et à leur permettre d'acquérir des « armes » pour se sentir capables d'agir pour « éloigner » ce risque.

b. Apports du temps d'hospitalisation perçus par les patients et les soignants

1. Du point de vue des patients

Pour les patients, l'hospitalisation apporte un certain réconfort, c'est un lieu dans lequel ils se sentent en sécurité et moins seuls face à la maladie et ses contraintes. En effet, pendant le temps de l'hospitalisation, leurs glycémies sont maîtrisées, ils n'ont pas de problématiques organisationnelles pour la gestion de leurs médicaments puisque les infirmières leur fournissent les médicaments et sont également là pour leur rappeler leurs prises, leur potentielle appréhension face aux injections est diminuée du fait de l'accompagnement, la présence des soignants lors des premiers essais, ou pour revoir tranquillement, dans une atmosphère sécurisante, les différentes étapes du geste et se sentir de plus en plus à l'aise avec la technique. De plus, l'hôpital est perçu comme un endroit où ils peuvent se reposer, couper avec le stress de leur quotidien et s'en remettre aux différents professionnels de santé de l'unité, passer un peu le relais pour souffler (poser un peu leur « fardeau » quelque temps). Ils ont la possibilité également de pouvoir échanger avec d'autres patients diabétiques ce qui diminue de nouveau leur sentiment d'isolement.

Ce temps d'hospitalisation est donc vécu pour les patients comme une parenthèse qui leur apporte sécurité, réconfort et soutien non seulement technique mais social (présence des soignants et d'autres patients) dans un quotidien souvent parfois difficile à « assumer » seul. Sur un second plan, les patients expriment qu'ils peuvent aussi acquérir des connaissances sur leur maladie, l'alimentation ou leur traitement et que, pour certains, l'hospitalisation leur a permis d'une prise de conscience de l'importance de s'occuper de leur maladie et/ou d'identifier les facteurs qui peuvent jouer sur leurs glycémies. Se pose la question face à ce constat de cette place, ce rôle donné par les patients au temps d'hospitalisation. Est-ce que d'autres structures ne pourraient pas jouer ce rôle auprès des patients ? Structures ambulatoires médicalisées avec hébergement de courte durée, maisons de santé, associations… ? Quelles modalités d'organisation seraient envisageables afin de créer un environnement sécurisant, intégrant l'ensemble des professionnels de santé impliqués dans le parcours de soins du patient diabétique de type 2 permettant une prise de recul, une distance pour le patient par rapport à son quotidien et créant des opportunités de rencontres avec d'autres patients ?

Cependant, il est intéressant de remarquer qu'aucun des patients interrogés n'étaient à l'initiation de ce temps d'hospitalisation ce qui ne les empêche pas de positionner ce temps dans l'unité de Diabétologie comme un support, mais, qui peut être contrebalancé par les craintes inhérentes à ce que représente l'hôpital lors de la prise de décision d'être ou non hospitalisé. Un patient, d'ailleurs, dans ce travail, ne connaissait pas l'existence d'un service dédié aux soins des patients diabétiques.

2. Du point de vue des soignants

Du côté des soignants, le séjour à l'hôpital représente un temps dont un des objectifs est de donner des informations aux patients et/ou d'évaluer ses connaissances et savoir-faire concernant la prise en charge de son diabète. Il permet aussi de réadapter le traitement avec souvent un besoin d'initiation ou de réadaptation de l'insulinothérapie. L'apport de l'hospitalisation pour les soignants repose donc sur un apport d'informations, de connaissances et d'apprentissages de gestes techniques qui leur paraissent incontournables pour que le patient puisse s'adapter et gérer son diabète au quotidien. Le temps d'hospitalisation permet, de plus, de réaliser des évaluations régulières des acquis en termes de savoir-faire autour des injections, de la mesure de la glycémie capillaire et de faire le point sur le plan médical notamment concernant la prévention et/ou la survenue de complications. Cependant, ce temps est jugé souvent trop court par les soignants pour envisager l'ensemble des actions nécessaires à la prise en charge des patients diabétiques de type 2.

3. Comparaison avec les données de la littérature

Une prise en charge hospitalière a un coût élevé en regard d'une prise en charge « classique » en ambulatoire, d'où l'importance de la réflexion concernant la place, l'intérêt de chacun dans le parcours de soins du patient diabétique de type 2 et l'identification des spécificités de chacune des prises en charge. Les patients positionnent l'hôpital comme un lieu d'expertise sécurisant et « d'extraction » de leur quotidien, c'est-à-dire, permettant un changement d'environnement suffisant pour prendre du recul et passer le relais un moment, alors que les soignants mettent en avant l'expertise, les compétences soignantes à disposition permettant une transmission d'informations et de savoir-faire de qualité avec, cependant, une perception de manque de temps pour réaliser l'ensemble des actions souhaitées. L'hôpital semble donc est un recours pour les professionnels de santé qui adressent les patients vers une expertise alors que les patients, qui viennent peu fréquemment d'eux-mêmes quand ils ne connaissent pas l'hôpital ou le service de Diabétologie, recherchent par l'hospitalisation plus particulièrement un « break ».

La thèse de M. Collomb-Patton et de V. Muller (4), portant sur la typologie des hospitalisations multiples de patients diabétiques au CHU de Grenoble, montrent que les hospitalisations étaient initiées en majorité par les médecins diabétologues (46 %) et par seulement 18 % des médecins traitants. Dans cette enquête, la proportion de médecins diabétologues à l'origine de l'hospitalisation est équivalente à celle des médecins traitants (40 %). Le motif d'hospitalisation le plus fréquent dans cette thèse était le déséquilibre hyperglycémique chronique (61 %). Le temps d'hospitalisation a été utilisé le plus fréquemment pour modifier la stratégie thérapeutique médicamenteuse (chez 81 % des patients diabétiques hospitalisés toutes causes confondues) ce qui appuie l'hypothèse d'un recours à l'hospitalisation lorsque qu'un besoin d'une expertise spécifique est ressenti par le médecin traitant ou le diabétologue qui peuvent se sentir démunis face au déséquilibre hyperglycémique chronique de leurs patients. En dehors des adaptations thérapeutiques, d'autres causes de déséquilibre hyperglycémique chronique peuvent être identifiées dont celles en lien avec les comportements de santé des patients (habitudes alimentaires, pratique d'activité physique, adhésion à la prise de ses médicaments, la pratique régulière et adaptée d'une auto-surveillance glycémique, un suivi médical régulier…). Dans ce cas, d'autres pistes et modalités d'actions pour accompagner les patients et prévenir les hospitalisations peuvent être envisagées dans le tissu ambulatoire pour « travailler » avec les patients, sur le long terme, sur ces changements de comportements induits par le diabète De plus, ce travail a mis en évidence un manque de confiance en soi et en ses capacités de la part des patients pour faire face à la prise en charge du diabète dans toutes ses composantes notamment concernant des difficultés dans la gestion de leur traitement médicamenteux au quotidien. Le temps d'hospitalisation pourrait, de ce fait, se positionner comme un temps permettant, chez les patients pour lesquels ces problématiques ont été détectées, de renforcer leur estime d'eux-mêmes et trouver ensemble, patients et soignants, des « armes » pour agir lors du retour à domicile face aux situations de la vie quotidienne et dans des circonstances plus exceptionnelles.

4. Qu'est-ce que l'on retient pour la pratique

Ce travail a permis d'identifier les atouts de l'hospitalisation perçus par les patients qui sont différents de ceux perçus par les soignants, même si, dans un deuxième temps, les patients aussi expriment le fait que ce moment leur permet d'apprendre et, dans certains cas, de prendre conscience. Les soignants, pour proposer ce temps d'hospitalisation aux patients, pourraient donc ne pas mettre uniquement en avant l'intérêt en termes d'apprentissages sur la maladie et ses traitements, mais aussi s'appuyer sur d'autres arguments qui auront peut-être encore plus de sens pour les patients : c'est un temps propice à :

- se reposer ;

- laisser la gestion à d'autres de son diabète pour un temps ;

- prendre confiance en soi dans un milieu sécurisé et sécurisant ;

- rencontrer d'autres personnes diabétiques ; se sentir moins seul, ressentir du réconfort ;

- faire le point de son diabète et de ses médicaments ;

- approfondir ses connaissances, ses gestes ou réviser ;

- prendre conscience si ce n'est pas déjà le cas des conséquences possibles du diabète.

c. Manques lors du temps d'hospitalisation perçus par les patients et les soignants

1. Du point de vue des patients

Les patients expriment principalement le fait que, pendant ce temps d'hospitalisation, ils manquent d'« outils » et de conseils pratiques qui leur permettraient de se sentir mieux préparer, capables de gérer leur maladie, leurs traitements et les potentiels changements d'habitudes dans leur quotidien. Par exemple, les patients ont des informations sur la diététique avec les notions de glucides et des aliments gras mais ils n'arrivent pas à transposer ces informations dans leur pratique quotidienne : que puis-je manger alors au quotidien par rapport à mes préférences ? Quelles quantités cela représente-t-il ? Comment garder le plaisir de manger en faisant des choix et des associations les plus adaptées ? Ils sont en demande de trucs et astuces pour cuisiner, se référer à des menus types en lien avec leurs goûts et pas des menus généraux, des stratégies pour choisir sur une carte de restaurant, à la cantine professionnelle, lorsqu'ils sont invités chez des amis afin de pouvoir intégrer ces possibles nouvelles habitudes alimentaires dès leur sortie de leur quotidien qui n'est pas seulement leur domicile mais aussi d'autres lieux en société.

Ces situations pratiques et en regard des stratégies d'actions possibles pré-réfléchies pendant le temps d'hospitalisation, adaptées au mode de vie du patient, à ses possibilités, ses envies, ses contraintes, pourraient lui permettre d'être rassuré lors de son retour à domicile du fait d'une augmentation de ses capacités effectives à agir et de son sentiment d'efficacité personnelle.

2. Du point de vue des soignants

Les soignants relatent des problématiques organisationnelles entre les différents professionnels de santé de l'unité de Diabétologie, un manque de moyens matériels (notamment de supports pédagogiques), en temps et en personnel. Ils soulignent notamment un manque de méthodes et/ou d'outils d'évaluation concernant la compréhension des patients et l'acquisition des connaissances, excepté l'évaluation des savoir-faire comme la technique d'injection de l'insuline, l'utilisation du lecteur de glycémie capillaire pour lesquels il existe une fiche d'évaluation standardisée interne au service, utilisée par les infirmières.

La problématique centrale organisationnelle exprimée par les soignants correspond à un défaut de coordination et d'harmonisation des informations transmises, des actions réalisées entre les différents membres travaillant dans le service. Ce manque de traçabilité du type d'informations transmises, des actions réalisées et par qui, peut être à l'origine de dysfonctionnements comme des propositions non faites à certains patients du fait d'une croyance qu'un autre soignant l'a déjà faite. Le turn-over des équipes fréquent, sur une journée avec un changement d'équipes infirmières et d'aides soignants quatre fois par jour et sur une période donnée, des paramédicaux, mais aussi, des internes tous les 6 mois, ne facilite pas les transmissions d'informations, la coordination des actions et la cohérence du discours envers les patients. En effet, un risque de discordance entre les paroles des différents membres de l'équipe en fonction de leur niveau d'ancienneté et d'expérience dans le service peut apparaître. Ce manque de formalisation et de coordination entre les soignants au sein du même service d'hospitalisation conduit, par conséquent, à un relais de prise en charge des patients en ambulatoire qui peut être insuffisant.

3. Comparaison par rapport aux données de la littérature

La prise en charge de toute maladie chronique implique différents professionnels de santé. Dans un article de la revue médicale suisse (40), il est mis en évidence que le temps de l'hospitalisation est consacré à la résolution d'un problème aigu motivant l'entrée du patient à l'hôpital, ce qui tend à faire de la préparation à la sortie du patient un enjeu secondaire. De plus, la rotation des équipes au sein d'un même service conduit à un risque potentiel de pertes d'informations concernant le patient. L'impact négatif du manque d'attention à la gestion de la transition hôpital/retour à domicile du patient a pourtant été mis en évidence dans plusieurs études sur des populations non sélectionnées de patients quittant l'hôpital. Des taux d'événements indésirables liés à des erreurs de gestion en principe évitables y ont été observés chez 10 à 49 % des patients. La préparation à la sortie du patient est donc importante et doit être anticipée. Dans cet article, il est aussi décrit le manque de coordination entre l'hôpital et le relais des soins en ambulatoire.

4. Qu'est-ce que l'on retient pour la pratique

Les patients ont besoin de conseils pratiques personnalisés, adaptés et transposables à leurs vies quotidiennes pour préparer le retour à domicile ce qui nécessite d'envisager un certain type d'actions dans différents domaines, de les formaliser pour coordonner les différents soignants experts intervenant et définir les modalités de leurs mises en place (lieu, temps, intervenants, outils pédagogiques et d'évaluation, outil de traçabilité et de transmission intra-hospitalier et ambulatoire). Dans cette perspective, une réflexion, quant à l'adaptation de l'organisation de l'unité dans ce sens, pourrait être envisagée en prenant en compte les forces en présence, les ressources mobilisables, les réorganisations réalistes partant de l'existant et en intégrant une démarche éducative structurée au sein des soins conventionnels.

d. Faisabilité et intérêts d'une approche éducative (individuelle et/ou de groupe) durant le temps d'hospitalisation et relais vers l'ambulatoire

1. Données de la littérature concernant les avantages et les inconvénients des offres éducatives individuelles et de groupe

Sur la base de l'étude ENTRED (26), 17% des patients diabétiques de type 2 déclarent avoir reçu un complément éducatif en plus de la prise en charge habituelle, parfois par des entretiens individuels approfondis, rarement par des séances collectives. En effet, seulement 3% des patients diabétiques de type 2 déclarent avoir bénéficié de séances collectives. 29% des patients diabétiques de type 2 interrogés souhaiteraient des entretiens approfondis avec un médecin ou un professionnel de santé et 11% seulement une forme ETP collective.

D'après le guide de la HAS (42), les séances individuelles facilitent entre autre l'accès aux séances aux patients ayant une dépendance physique, sensorielle ou cognitive ou des difficultés à se trouver en groupe. Elles permettent dans certaines situations une meilleure adaptation à la réalité de vie du patient et à son rythme. Les séances collectives ont comme avantages de rassembler en un même lieu des patients qui ont en commun les mêmes objectifs éducatifs, d'optimiser la disponibilité des ressources et des professionnels qui dispensent l'ETP. Elles sont propices au partage d'expériences et à la transmission des savoirs d'expérience. Elles permettent des échanges entre les participants, et par leur convivialité elles sont susceptibles de rompre l'isolement et d'augmenter la réceptivité du patient à la démarche d'éducation.

Le *tableau VI* résume les différents avantages et inconvénients des séances d'ETP individuelles et de groupe.

ETP	Individuelle	En groupe
Avantages	Personnalisation Aborder le vécu du patient Meilleure connaissance du patient Cerner les besoins spécifiques du patient Respect du rythme du patient Meilleur contact Relation privilégiée	Echanges d'expériences entre patients Confrontations de points de vue Convivialité Rupture du sentiment d'isolement Emulation, interactions Soutien y compris émotionnel Stimulation des apprentissages Apprentissages expérientiels par « situations problèmes » Gain de temps
ETP	**Individuelle**	**En groupe**
Inconvénients	Pas de confrontations avec d'autres patients Absence de dynamique de groupe Risque d'enseignement peu structuré Risque d'incompatibilité avec un patient difficile Risque d'emprise du soignant sur le patient Lassitude due à la répétition Prend trop de temps	Enseignement impositif (vertical) Patients trop hétérogènes Difficulté de faire participer les participants Inhibition des patients à s'exprimer Difficultés d'accorder de l'attention à chacun Difficulté à gérer un groupe Horaires fixes des cours

Tableau VI. Avantages et inconvénients de l'ETP en individuel et en groupe, d'après Anne Lacroix(43)

Les besoins des patients sont variables en fonction du temps qui passe, la maladie évoluant et sa propre perception de la maladie aussi. Pour répondre aux attentes et aux besoins des patients qui se renouvellent de ce fait, l'ETP doit donc durer autant que la maladie elle-même : à l'éducation thérapeutique dite initiale, doivent s'ajouter des phases d'éducation « *de renforcement* » (S8) pour approfondir les compétences du patient, voire « de reprise » pour réactiver des compétences perdues avec le temps (44).

En effet, les besoins des patients évoluent au cours du temps. Les patients qui n'étaient pas intéressés par les séances d'éducation individuelle ou de groupe sont les patients de plus de 69 ans puisqu'ils considèrent qu'à leur âge, ils en savent assez et ils n'ont plus la force de changer leurs habitudes : P3 : « *à 73 ans, ça me saoule, maintenant, je cherche plus grand-chose.* » ; P5 : « *maintenant j'en sais assez.* » ; P9 : « *J'ai trouvé un équilibre dans la façon et le lieu dans lequel je vis et je n'ai pas l'intention d'en changer !* ».

Le quart des diabétiques de type 2 ont plus de 75 ans (45). Cette proportion aura tendance à augmenter avec le vieillissement et la prolongation de l'espérance de vie de la population générale. Etant donné que, dans cette étude, ce sont les personnes de 69 ans et plus qui ont été les moins intéressées par l'ETP, il semble important de débuter l'ETP assez tôt chez les patients diabétiques de type 2 et d'explorer plus spécifiquement les besoins de cette tranche d'âge de patients afin de les identifier et de proposer des actions adaptées dont le contenu et la forme pourront être très différents dans tous ou pour certains domaines par rapport aux autres tranches d'âge.

Bien que la littérature internationale ait montré que les séances de groupe soient plus efficaces que l'éducation individuelle des patients (46), l'éducation individuelle a cependant toute sa place dans les programmes structurés d'éducation thérapeutique car elle permet d'assurer le suivi éducatif des patients (sous forme, par exemple, de consultations d'éducation, dites encore de renforcement) ou de s'adresser à des patients qui rencontrent des difficultés particulières ou qui ne souhaitent tout simplement pas participer à des activités de groupes, notamment pour cause de timidité.

En définitive, ces deux approches individuelles ou groupales ne s'excluent pas mais se complètent mutuellement (47). Certains thèmes seront mieux abordés en individuel comme, par exemple, la problématique des troubles sexuels.

2. Du point de vue des patients

Pour les patients, participer à des séances éducatives pendant le temps de l'hospitalisation paraît envisageable puisque cela est perçu comme une activité pouvant occuper leurs journées. De plus, pour les patients pour lesquels il existe un éloignement géographique ou des difficultés d'aménagement de leur temps pour revenir assister à des séances éducatives, le temps d'hospitalisation est perçu comme le temps qui serait le plus approprié pour réaliser une ou des séances d'ETP facilitant leur adhésion à cette démarche. En effet, les contraintes en termes d'horaires et d'accessibilité géographique ont été mises en évidence comme motifs de refus d'adhésion à un programme éducatif dans le travail de thèse de S. Lucas étudiant les motifs de refus d'adhésion à un programme d'éducation thérapeutique dispensé par le réseau MAREDIA (Maison Régionale des Diabétiques) à Evreux, en interrogeant des patients ayant pris part au premier entretien de ce programme mais non aux suivants (48). De plus, une participation à des séances d'éducation thérapeutique pendant l'hospitalisation pourrait, non seulement, comme vu précédemment, permettre au patient de rentrer à domicile sécurisé sur le plan personnel et médical, mais aussi participer à la mise en place des « premières pierres » d'un engagement du patient dans la mise en place d'actions pour gérer sa maladie, compatibles avec sa vie et participant à son bien-être. Ces premiers pas réalisés à domicile et leurs apprentissages pourraient ensuite être mis à profit au sein d'un accompagnement éducatif sur le plus long terme par des structures éducatives, relais ambulatoires type associations, réseaux, plateformes, maisons de santé….

Concernant les modalités de cette offre éducative, les patients expriment le fait que les séances collectives offrent l'avantage de favoriser les échanges entre personnes atteintes d'une même maladie, de se soutenir et de partager des « tuyaux », des expériences pour le quotidien : échanges d'expériences et de savoirs, soutien réciproque…(44). De plus, la confrontation de points de vue entre les patients peut leur permettre de se positionner et/ou d'apprendre des expériences des autres et de réutiliser certaines des stratégies échangées : P10 : « *ça permettrait peut-être de profiter de l'expérience de certains. Je ne pense pas qu'ils sont tous comme moi. Donc il peut y avoir un retour d'expériences pas mauvais pour moi.* ». De plus, le fait de rencontrer d'autres personnes atteintes de la même maladie et qui rencontrent les mêmes problématiques et difficultés au quotidien peut rassurer le patient qui se sentira alors moins seul face à la maladie : P18 : « *on peut parler de soi et qu'on voit qu'on n'est pas tout seul. C'est toujours bien de voir qu'il y a des gens comme nous et qui vivent bien.* ».

Les patients sont donc « partants » pour participer à une offre éducative de groupe durant le temps d'hospitalisation si le contenu est adapté à leurs besoins spécifiques au moment de l'hospitalisation.

3. Du point de vue des soignants et apprentissage pour la pratique

Pour les soignants, développer une offre éducative pendant le temps d'hospitalisation paraît difficilement réalisable pour des raisons organisationnelles comme le manque de temps et de personnel. De plus, il existe également un manque de personnel qualifié et formé en ETP pour pratiquer ce type d'activité. Cependant, le fait qu'à l'hôpital, il existe naturellement un regroupement de spécialistes pluridisciplinaires, pluriprofessionnels et de patients, ce contexte rend propice et pertinent des propositions d'activités d'ETP durant le séjour hospitalier des patients.

Concernant la faisabilité d'une proposition d'offre éducative de groupe, il semble nécessaire de programmer des séances éducatives de groupe à une fréquence qui permettrait à un maximum de patients de pouvoir y participer durant la durée d'hospitalisation qui est en moyenne d'une semaine - dix jours en prenant en compte que les entrées et sorties des patients sont plus ou moins contrôlables à l'avance la plupart du temps, surtout pour les sorties. Une fréquence de deux séances thématiques par semaine pourrait être envisagée dont le contenu, lui, pourrait être adapté en fonction des patients présents au regard des séances préconstruites à partir des thématiques retrouvées dans l'analyse de besoins. Ces problématiques organisationnelles apparaissent aussi lors de l'organisation des temps de bilans éducatifs partagés (BEP) qui doivent être réalisés proches de l'entrée des patients d'où la nécessité de nommer un soignant référent lors de l'admission du patient et de former le maximum de personnel à la pratique du BEP. Ce soignant référent pourrait coordonner les actions d'ETP quelles soient - individuelles : sollicitation du ou des soignants experts du ou des besoins identifiés et planification des temps individuels et du temps individuel de bilan avant la sortie d'hospitalisation (évaluation des « apprentissages » durant le temps d'hospitalisation et négociation d'objectifs personnalisés) ; ou - collectives : inscription de la ou des thématiques à aborder pour ce patient afin que les 2 séances proposées par semaine puissent être organisées en prenant en compte aussi les besoins des autres patients hospitalisés.

Concernant les contraintes perçues des séances individuelles, la notion de temps à dédier ressort des entretiens soignants et est perçu comme principal facteur limitant de l'ETP, puis viennent ensuite le manque de personnel pour pouvoir dégager du temps ETP et aussi le manque de formation du personnel à l'ETP. Cependant, les avantages perçus par les soignants sont les suivants : le fait d'être proche du patient permet de mieux le connaître et de pouvoir aborder des problématiques spécifiques du patient que celui-ci n'oserait peut-être pas aborder en groupe. Les séances individuelles peuvent être faites sur mesure pour le patient. En effet, l'ETP individuelle permet une personnalisation des actions éducatives en lien avec les besoins spécifiques du patient et une adaptation à ses capacités cognitives et émotionnelles permettant ainsi de définir et de fixer avec lui ses objectifs personnels et réalisables.

De plus, les soignants interrogés relatent un manque de coordination, de communication et d'harmonisation entre les différents professionnels de santé travaillant dans le service de Diabétologie. Différentes actions pourraient être proposées pour répondre à cette problématique : 1- Construire un référentiel de pratique, c'est-à-dire un document décrivant les informations « de base » à connaître dans les différents champs en lien avec le diabète (maladie, médicaments, alimentation, activité physique, gestes techniques, suivi ...) afin que chaque professionnel (ancien ou nouveau dans le service) puisse avoir un discours cohérent envers les patients ; 2- Proposer un BEP aux patients lors de leurs entrées afin de définir les besoins du patient et éventuellement les objectifs durant l'hospitalisation (ceux-ci pourront être définis uniquement lors de l'entretien de sortie) et ; 3- proposer un document support unique transversal sur lequel l'ensemble des soignants du service intervenants auprès du patient pourrait noter des informations utiles pour l'ensemble de l'équipe et les patients (dont, par exemple, les besoins identifiés, les actions éducatives proposées et suivies par le patient, les apprentissages du patient et les objectifs négociés avant la sortie ainsi que les points clés que le patient retient de son hospitalisation, les stratégies envisagées pour sécuriser sa sortie à domicile…. Une synthèse des points à retenir pour les professionnels de santé ambulatoires et pour le patient pourrait être consignée au sein du compte-rendu d'hospitalisation dans une partie dédiée, identifiée qui serait un premier relais vers les soignants ambulatoires et les structures d'ETP ambulatoires si le patient a exprimé le besoin de continuer ce suivi éducatif à la sortie d'hospitalisation dans une structure dédiée. Ceci s'inscrirait dans l'organisation de l'ETP préconisée par l'HAS qui précise que l'ETP doit être multiprofessionnelle, interdisciplinaire et intersectorielle (45). Chaque soignant intervenant au sein du parcours de soins du patient dans son domaine d'expertise couplé à une formation en ETP peut apporter des points de vue, des éclairages, des informations sur le patient participant à structurer un accompagnement éducatif sur le long terme et optimiser sa prise en charge. Les soignants seraient, de ce fait, complémentaires. Cette multiprofessionnalité et ces lieux multiples d'activité des soignants intervenants nécessitent de prévoir que, ce soit en hospitalisation ou en ville, d'aménager des temps d'échanges entre soignants intervenants en ETP et de construire des outils de communication communs transversaux permettant des échanges d'informations entre intervenants. Cette coordination des différents acteurs de soins permettra de garantir une cohérence indispensable du discours transmis aux patients diabétiques afin qu'ils puissent s'appuyer sur ces données d'expert et non être déstabilisés.

IV. AVANTAGES ET LIMITES DE L'ETUDE

a. Liés à l'enquêteur

Tous les entretiens ont été réalisés par une seule et même personne qui est présente et travaille à temps plein dans le service de diabétologie du CHU de Grenoble depuis début novembre 2012. Le statut (interne en pharmacie) et l'ancienneté dans le service de l'enquêteur ont pu influencer une partie des réponses du personnel soignant, notamment concernant les informations que les patients reçoivent sur les médicaments pendant leur hospitalisation et sur leur participation éventuelle à des séances éducatives sur les médicaments. De même, le statut de l'enquêteur a également pu influencer les patients à évoquer plus spontanément le thème des médicaments sachant que la méthodologie d'entretien semi-directif ayant pour objectif d'explorer les différentes dimensions de la personne et les techniques d'écoute active utilisées permettent de diminuer ce risque d'influence.

Cependant, l'ancienneté de presque un an dans le service de Diabétologie de l'enquêteur a permis à celui-ci d'acquérir des compétences pour la réalisation d'entretiens d'exploration auprès des patients diabétiques de type 2 hospitalisés. De plus, le statut d'interne a l'avantage de porter un regard plus extérieur par rapport aux autres soignants interrogés qui ont plus de vécus dans le service.

b. Liés à la méthodologie

Les entretiens ont été retranscrits manuellement en temps réel en notant textuellement les mots des patients. Du fait de la difficulté de l'exercice d'écriture et de la vigilance à retranscrire la totalité des paroles de l'interlocuteur, certaines tournures de phrases ont pu être abrégées. Les questions, reformulations, relances de l'enquêteur n'ont pas été retranscrites.

Néanmoins, le fait d'écrire et de prendre du temps pour écrire les verbatim permet de laisser des temps morts au cours desquels les personnes interviewées ont pu réfléchir et exprimer des pensées supplémentaires qui n'auraient peut-être pas été exprimées si l'entretien avait été enregistré au moyen d'un dictaphone.

De plus, l'analyse croisée des besoins des patients et ceux perçus par les soignants permet une richesse et une pertinence des résultats supérieures à une analyse non croisée. Enfin, la confrontation des thématiques identifiées par l'enquêteur à partir des verbatim à l'analyse de deux autres relecteurs permet de valider la pertinence de la catégorisation des résultats.

c. Liés à l'échantillonnage

Les patients interrogés sont tous des patients diabétiques de type 2 hospitalisés pour déséquilibre du diabète. Cependant, quatre d'entre eux ont été mutés d'autres services de l'hôpital. Par conséquent, le déséquilibre du diabète n'était pas la motivation première de l'hospitalisation et le déséquilibre a été découvert par hasard. Les attentes et les besoins de ces patients auraient pu être différents s'ils avaient été hospitalisés pour leur diabète et non pour une autre cause. Le choix d'exclure les découvertes de diabète de l'échantillonnage repose sur l'hypothèse que ces patients qui viennent d'apprendre leur diagnostic auraient eu des besoins sûrement différents au moment de leur hospitalisation mais il pourrait être intéressant de les explorer pour valider cette hypothèse.

Aucune limitation d'âge des patients n'a été retenue afin d'explorer l'ensemble des besoins des patients diabétiques de type 2 hospitalisés. Il pourrait être intéressant de cibler différentes tranches d'âges (par exemple 30-35 ans et les plus de 70 ans) pour voir si des besoins spécifiques seraient identifiés.

Concernant les soignants, le faible effectif interrogé n'était probablement pas assez représentatif de la vision générale des soignants travaillant dans le service de Diabétologie. De même, l'ancienneté dans le service étant inférieure ou égale à 4 ans pour la moitié des soignants interviewés a pu limiter l'expérience des soignants pour répondre aux questions posées par l'enquêteur.

V. Les perspectives de structuration d'une démarche éducative au sein du service de Diabétologie du CHU de Grenoble

Suite aux résultats de ce travail, différentes perspectives d'actions peuvent être proposées à l'équipe de soins pour lancer une réflexion au sein de l'unité et mobiliser les différents acteurs intéressés.

Comme pour les patients, une démarche de petits pas est envisagée en proposant des actions réalistes et réalisables dans l'environnement contraint hospitalier.

a. Elaboration d'un guide d'entretien : outil d'aide à la réalisation d'un bilan éducatif partagé (BEP)

Une première piste serait de proposer aux soignants un guide d'entretien leur permettant d'expérimenter un BEP. Les items de ce guide intègrent les domaines à explorer retrouvés dans l'analyse de besoins réalisée dans ce travail afin que les soignants puissent explorer l'ensemble des dimensions de la personne diabétique rencontrée. En effet, l'enquête auprès des patients a permis de mettre en évidence les besoins éducatifs réels des patients qui, pour certains, n'étaient pas perçus par les soignants, d'où, l'idée de proposer un guide d'entretien aidant les soignants à élargir leur regard sur les domaines à explorer face à un patient.

Le BEP, ou encore appelé diagnostic éducatif, est la première étape de démarche éducative qui permet d'appréhender différents aspects de la personnalité du patient, d'identifier ses besoins, d'évaluer ses potentialités, de prendre en compte ses demandes dans le but de proposer un programme d'éducation personnalisé (49). Le BEP a pour but d'explorer avec le patient les différents facteurs qui influencent ses comportements de santé :

- son point de vue de sa santé

- quels sont ses comportements de santé ou de non santé ?

- son vécu de sa maladie et sa manière de faire le deuil de sa santé antérieure

- ses connaissances, ses croyances, ses représentations

- ses habilités et ses caractéristiques personnelles

- ses projets de soins, de santé, de vie

- son contexte de vie (entourage, soutien psychosocial qu'il reçoit) (50)

Les difficultés que rencontre le patient pour prendre soin de lui-même au quotidien et les ressources dont il dispose ne s'inscrivent pas dans le registre de l'acquisition de compétences d'auto-soins. Elles relèvent le plus souvent de la complexité, où les dimensions physiques, psychologiques, sociales, relationnelles, pédagogiques, culturelles... sont intriquées. Aider le patient à prendre soin de lui-même ne repose pas que sur des activités d'apprentissage de compétences d'autosoins mais aussi de compétences d'adaptation. Pour comprendre la façon dont le patient vit sa maladie et pour l'aider à prendre soin de lui-même, des conditions environnementales et relationnelles seront créées pour que le patient se sente en confiance pour s'exprimer librement. Des techniques d'écoute active seront utilisées (écoute empathique, non jugement, non sélectivité des informations, questions ouvertes, reformulations, reflets, synthèses...) et le patient sera invité à raconter ce qu'il pense, ce qu'il vit, ce qu'il ressent.

La première partie du guide d'entretien commence par une question d'appel générale qui ne doit pas, d'emblée, orienter le patient vers une thématique. Le plus souvent des questions de ce type sont utilisées : Pour commencer, pouvez-vous me raconter ce qui vous a amené ici ? Cette question permet d'explorer le vécu du patient de son hospitalisation et de le laisser s'exprimer sur ce qui lui tient le plus à cœur, parfois ceci permet aussi d'explorer les représentations du diabète ou des autres maladies associées que peut avoir le patient ainsi que l'importance qu'il donne à chacune.

Ensuite, le soignant doit uniquement reformuler, relancer, synthétiser afin de faire le point des différentes thématiques que le patient souhaite aborder et les approfondir afin de comprendre au mieux la personne. Puis le soignant, dans cet entretien semi-directif, va explorer, si le patient ne l'a pas déjà abordé, différentes dimensions (51) :

- Savoir :

Comment expliqueriez-vous le diabète à quelqu'un ?

En ce moment, qu'est-ce qui vous préoccupe le plus concernant votre diabète ?

Si le patient parle des complications : à quel point vous sentez-vous menacé, angoissé par ces complications ? Selon vous, comment est-il possible de s'en protéger ? Qu'est-ce qui dépend de vous ? Qu'est-ce que vous pensez pouvoir faire ? Qu'est-ce qui ne dépend pas de vous ? Vous sentez-vous capable, avez-vous assez confiance en vous par rapport à ce que vous pouvez mettre en place, faire pour vous préserver des complications ?

Si je vous parle de médicaments, quelle est la première chose à laquelle vous pensez ?

- Pouvoir :

Quels sont les domaines sur lesquels vous pourriez agir, selon vous, pour que le diabète aille mieux ? De quoi auriez-vous besoin pour ça ?

Qu'aimez-vous manger ? Comment pensez-vous que vous pourriez faire à la maison pour garder le plaisir de manger et adapter votre alimentation par rapport à votre diabète ? Avez-vous des idées pratiques de comment vous pourriez faire ? Si oui, lesquelles ? Si non, vous auriez besoin de quelles aides ?

Comment vous situez-vous par rapport à cette alimentation adaptée pour le diabète?

Quelles sont les situations en lien avec votre diabète qui vous posent problème dans votre quotidien ?

Quelles sont les situations en lien avec vos médicaments qui vous posent problème dans votre quotidien ?

Face à des modifications de votre traitement, comment vous sentiriez-vous ? Déstabilisé, angoissé par rapport à votre retour à domicile ?

Vous sentez-vous capable, avez-vous assez confiance en vous par rapport à ce que vous pouvez mettre en place chez vous à votre retour concernant la gestion de vos médicaments incluant les nouveaux traitements que vous pourriez avoir pendant l'hospitalisation ?

Que pensez-vous des injections d'insuline à la maison ? En société ?

- <u>Vouloir</u>

Quels sont vos loisirs ? Qu'aimez-vous faire dans la vie ?

Avez-vous quelqu'un à qui parler de votre maladie ? Quelqu'un sur qui vous pouvez compter pour vous aider ?

Pensez-vous que vous pouvez agir pour prendre soin de votre santé ? Vous en sentez-vous capable ?

Est-ce que pour certaines choses en lien avec votre maladie, vous vous sentiriez moins à l'aise que pour d'autres ? Pouvez-vous me dire lesquelles ?

Au cours de l'hospitalisation, si le patient reçoit un nouveau traitement, il serait judicieux d'évaluer le degré de confiance du patient par rapport aux changements de traitement réalisés ainsi que la manière dont le patient imagine qu'il va pouvoir s'organiser à son retour à domicile et s'il s'en sent capable, en posant, par exemple, les questions suivantes :

Que pensez-vous du nouveau traitement mis en place ?

Comment allez-vous vous organiser avec une fois rentré à la maison ?

De quoi auriez-vous besoin pour rentrer en confiance à la maison avec ce nouveau traitement ?

Qu'est-ce que vous pensez qui va être facile ? A l'inverse, qu'est-ce qui risque d'être compliqué, selon vous ? Comment imaginez-vous que vous allez pouvoir gérer ces situations que vous présentez comme plus compliquées ?

L'entretien pourra être réalisé par tout professionnel de santé, formé à cette technique d'entretien et à la posture éducative, travaillant dans le service du patient le jour ou le lendemain de son arrivée ce qui permettra de définir les besoins et les objectifs du patient pendant son séjour à l'hôpital. La synthèse des éléments à retenir du BEP sera notée et archivée dans le dossier du patient. Ce BEP sera potentiellement renouvelé à chaque hospitalisation du patient.

b. Développement d'une offre éducative spécifique : « Je rentre rassuré avec mes nouveaux médicaments »

Cette analyse de besoins a permis d'identifier des profils de patients pour lesquels une perspective d'offre éducative serait possible pendant le temps de l'hospitalisation.

Parmi les champs identifiés, la préparation du patient au retour à son domicile, à sa sortie d'hospitalisation, et une aide à la gestion de son traitement médicamenteux intégré à son quotidien, c'est-à-dire lors d'événements de vie « classiques » et plus spécifiques comme lors d'un départ en voyage, peuvent être des thématiques abordées lors de séances éducatives développées lors du séjour à l'hôpital du patient.

Une séance éducative s'appuie sur un conducteur pédagogique définissant, dans un contexte donné, Qui fait Quoi, Pour qui, Où, Quand, Comment et Pourquoi mettre en œuvre et évaluer une ETP (43) ?

Qui fait Quoi ? Une co-animation peut être envisagée entre le pharmacien sénior et/ou l'interne en pharmacie du service avec une infirmière ou une animation par le pharmacien sénior ou l'interne en pharmacie seul en fonction des moyens pouvant être dédiés.

Pour qui ? La séance s'adresserait à tout patient diabétique de type 2 hospitalisé pour lequel une problématique liée aux médicaments et plus particulièrement à leur gestion dans la « vraie vie » au retour à domicile est mise en évidence.

Où ? La séance pourrait se dérouler dans la salle de réunion du premier étage du pavillon des Ecrins.

Quand ? La séance serait réalisée de façon hebdomadaire avec un jour et un horaire fixes.

Comment ? Cela pourrait être une séance collective réunissant de 3 à 5 personnes maximum, d'une durée maximum de 60 minutes.

Si des patients ne souhaitent pas participer à un atelier collectif, une alternative individuelle pourrait être envisagée durant le temps d'hospitalisation du patient concerné.

Pourquoi ? L'objectif principal serait que le patient soit rassuré sur ses capacités à gérer ses médicaments en rentrant chez lui, quelle que soit la situation, parce qu'il a les « armes » pour le faire.

Les sous-objectifs seraient :

- Etre capable d'identifier ce qu'il a déjà mis en place pour gérer ses médicaments au quotidien.

- Etre capable d'identifier les situations qui potentiellement pourraient nécessiter une modification de son organisation habituelle avec ses médicaments.

- Etre capable de trouver la stratégie la plus adaptée pour lui pour réagir face à ces situations.

Une première ébauche de proposition de séance décrivant les objectifs pédagogiques ainsi que les outils d'animation et d'évaluation est développée au sein du *tableau VII*.

Au début de la séance, l'(les) animateur(s) se présenterai(nt) et énoncerai(nt) le déroulement et les objectifs de la séance ainsi que les règles de groupe (confidentialité, non jugement, liberté d'expression, temps de parole respecté pour chacun...). A la fin de la séance, un tour de table serait effectué afin de permettre au patient de s'exprimer sur :

- ce qu'il retient de la séance qui va le sécuriser pour rentrer chez lui avec ses médicaments,

- ce qu'il a pensé de façon générale de la séance, quels sont, pour lui, les points positifs et à améliorer de la séance ? (évaluation de la satisfaction).

De plus, juste avant la sortie du patient, pendant la consultation pharmaceutique, en plus de l'explication de l'ordonnance de sortie (associée ou non à un plan de prises selon les souhaits du patient), serait envisagé un temps individuel afin de renforcer la confiance du patient en ses capacités à gérer son traitement médicamenteux au quotidien et revoir avec lui une ou deux situations qu'il pense pouvoir lui arriver prochainement (par exemple, dans les 15 jours) et les stratégies qu'il a choisi pour réagir.

Proposition de séance : « Je rentre rassuré avec mes nouveaux médicaments »

Sous-objectifs	Animation	Outils pédagogiques
Etre capable d'identifier ce que le patient a déjà mis en place pour gérer ses médicaments au quotidien	« Nous allons créer ensemble une journée type qui ressemble le plus à la vôtre et chacun d'entre vous nous racontera comment à différents moments de cette journée il s'est organisé pour prendre ses médicaments ? »	**Imagier et des magnets** (horaires, type de petit-déjeuner, repas,…) d'une journée « type » réalisée avec les patients du groupe sur lequel sera noté les « outils », les façons de faire des différents patients pour prendre leurs médicaments à différents moments de cette journée
Etre capable d'identifier les situations qui potentiellement pourraient nécessiter une modification de son organisation habituelle avec ses médicaments	« Pouvez-vous me dire quelles situations vous avez déjà vécues ou celles que vous imaginez pouvant modifier l'organisation de votre journée type ? »	Brainstorming avec **paperboard** pour lister les différentes situations citées par les patients
Etre capable de trouver la stratégie la plus adaptée pour lui pour réagir face à ces situations	« Chacun d'entre vous va noter pour chaque situation représentée par un carton de couleur comment il réagirait pour prendre ses médicaments. »	**Métaplan** Cartons de différentes couleurs pour chaque situation. Un carton de chaque couleur distribué à chacun des patients Synthèse des propositions pour chaque situation (identifiée par une couleur) Feuille sur laquelle le patient note, en face des situations, la stratégie qu'il retient pour lui (ce document sera gardé par le patient et réutilisé lors du temps individuel avant la sortie)

Tableau VII. Description des objectifs et des outils pédagogiques d'une proposition de séance d'ETP : « Je rentre rassuré avec mes nouveaux médicaments ».

Ce qui ressort de façon prépondérante de ce travail est le besoin d'être rassuré des patients quant à leurs capacités à prendre en charge leur diabète quelles que soient les thématiques concernées. Il semble donc pertinent et faisable qu'au moment de l'hospitalisation, qui elle-même peut être un événement déstabilisant par les changements potentiellement induits, l'équipe soignante de l'unité puisse proposer une offre éducative dont les objectifs sont plus particulièrement centrés sur l'anticipation de la préparation avec le patient de son retour à domicile sécurisant et sécurisé.

CONCLUSION

Le diabète de type 2 représente la maladie chronique la plus fréquente dans le monde dont l'incidence s'accroit de manière exponentielle au fil des années. L'impact sur la santé et la qualité de vie des patients au quotidien ainsi que le caractère incontournable de la participation du patient à sa prise en charge ont participé au développement d'approches d'éducation thérapeutique (ETP) dans le domaine de la Diabétologie. L'efficacité de l'ETP a été démontrée et différentes offres hospitalières et ambulatoires sont actuellement proposées : offres hospitalières au sein d'unités dédiées, offres dans le cadre de réseaux de santé, de maisons de santé, de plateformes « multipathologies », d'associations de professionnels de santé, de patients, actions de télémédecine, d'accompagnement téléphonique... Dans cette diversité d'offres, se pose la question de la place de l'hospitalisation « conventionnelle » dans une approche éducative : le temps de l'hospitalisation pourrait-il être un temps éducatif ? Quels sont les besoins éducatifs des patients diabétiques hospitalisés ?

L'objectif de ce travail est d'identifier les besoins éducatifs des patients diabétiques de type 2 hospitalisés pour déséquilibre de leur diabète et de croiser ce point de vue avec celui des professionnels de santé exerçant au sein d'une unité de Diabétologie afin de dégager des pistes de réflexion pour développer et/ou renforcer la dimension éducative pendant le temps de l'hospitalisation.

Une enquête a donc été réalisée au sein de l'unité de Diabétologie du CHU de Grenoble durant 11 semaines sous la forme d'entretiens semi-dirigés auprès de vingt patients et de huit soignants. Ces entretiens ont été retranscrits et une analyse qualitative thématique des verbatim a permis de catégoriser ces besoins.

En termes de résultats, un décalage a été mis en évidence entre les besoins éducatifs exprimés par les patients diabétiques de type 2 et la perception qu'en ont les soignants dans certaines thématiques. En effet, les soignants rapportent des besoins essentiellement basés sur des compétences d'auto soins et des aspects cognitifs alors que les préoccupations des patients se situent autour de problématiques psychosociales et d'adaptation comme, par exemple, comment s'organiser lors du retour à domicile avec un nouveau traitement, lors d'un voyage, de changements dans leurs habitudes de vie. Cependant, l'expérience des soignants semblent avoir un impact sur une prise de conscience des ces besoins psychosociaux. De plus, les patients expriment un besoin fort de soutien psychosocial leur permettant de lutter contre leur perception d'isolement et de croire en leurs capacités d'adaptation, de mise en œuvre des différentes actions à entreprendre en lien avec leur santé. Ils expriment aussi une anxiété intense, une perception de menace du diabète et de ses conséquences dévoilant une nécessité « d'outiller » ces patients pour diminuer cette angoisse et les aider à faire face.

Concernant les difficultés rencontrées par les patients avec leurs médicaments, les patients décrivent leur perception de la balance bénéfices/risques des traitements médicamenteux qui peut s'avérer défavorable, une appréhension face aux difficultés de gestion au quotidien des médicaments induites par la prescription de génériques et l'effet déstabilisant de tout changement de traitement dont l'initiation d'un traitement par insuline à l'origine d'un sentiment d'anxiété anticipatoire exacerbé par la pensée de la gestion quotidienne lors du retour à domicile et leurs capacités à assumer ces nouvelles pratiques.

Ces résultats ont permis de faire des propositions d'actions pour développer une démarche éducative durant le temps d'hospitalisation : 1- un guide d'entretien pour réaliser un bilan éducatif partagé à l'entrée des patients à destination des soignants de l'unité afin de faciliter l'exploration de thématiques nouvelles à leur savoir faire ; 2- l'identification de profils de patients diabétiques de type 2 pour lesquels des actions éducatives sembleraient pertinentes ; 3- une proposition de séquence pédagogique à destination des patients sur une problématique médicamenteuse « Je rentre rassuré à la maison avec mes nouveaux médicaments ». Ces premières pistes de travail seront à discuter avec l'équipe de soins et à tester en pratique clinique afin d'évaluer l'acceptatibilité et la faisabilité de ces propositions par les soignants ainsi que la satisfaction des patients et l'impact perçu sur le retour à domicile.

BIBLIOGRAPHIE

1. Inpes - Le diabète, maladie chronique en pleine expansion. Disponible sur: http://www.inpes.sante.fr/30000/actus2011/032.asp

2. Alwan A, World Health Organization. Global status report on noncommunicable diseases 2010. Geneva, Switzerland: World Health Organization; 2011.

3. Fagot-Campagna A, Romon I, Fosse S, Roudier C. Prévalence et incidence du diabète, et mortalité liée au diabète en France. Synthèse Épidémiologique Inst Veille Sanit INVS. 2010.

4. Collomb-Patton M, Muller V. Typologie des hospitalisations multiples de patients diabétiques au CHU de Grenoble. Pharmacie. 2012.

5. National Collaborating Centre for Primary Care (UK). Medicines Adherence: Involving Patients in Decisions About Prescribed Medicines and Supporting Adherence. London: Royal College of General Practitioners (UK); 2009.

6. Elliott R. Non-adherence to medicines: not solved but solvable. J Health Serv Res Policy. janv 2009;14(1):58-61.

7. Diabète de type 2 : Contributions de l'ANSM aux recommandations thérapeutiques de la HAS - Point d'information - ANSM : Agence nationale de sécurité du médicament et des produits de santé.

8. Saout C, Charbonnel B, Bertrand D. Pour une politique nationale d'éducation thérapeutique. Septembre 2008.

9. Code de la santé publique.

10. Education thérapeutique du patient (ETP) - ChroniSanté. Disponible sur: http://chronisante.inist.fr/?Education-therapeutique-du-patient#nb1. Dernière consultation le 04/08/2013.

11. HAS. Guide - Affection de longue durée. Juillet 2007.

12. HAS. L'éducation thérapeutique dans la prise en charge des maladies chroniques. Rapport d'orientation - Analyse économique et organisationnelle.

13. Norris SL, Engelgau MM, Narayan KV. Effectiveness of Self-Management Training in Type 2 Diabetes A systematic review of randomized controlled trials. Diabetes Care. 2001;24(3):561-87.

14. Deakin T, McShane CE, Cade JE, Williams RDRR. Group based training for self-management strategies in people with type 2 diabetes mellitus. Cochrane Database Syst Rev. 2005;(2):CD003417.

15. Banister NA, Jastrow ST, Hodges V, Loop R, Gillham MB. Diabetes self-management training program in a community clinic improves patient outcomes at modest cost. J Am Diet Assoc. mai 2004;104(5):807-810.

16. Bourgueil Y, Le Fur P, Mousquès J, Yilmaz E. La coopération médecins généralistes / infirmières améliore le suivi des patients diabétiques de type 2. Principaux résultats de l'expérimentation ASALEE. Questions d'économie de la santé. Novembre 2008;136:1-8.

17. Litzelman DK, Slemenda CW, Langefeld CD, Hays LM, Welch MA, Bild DE, et al. Reduction of lower extremity clinical abnormalities in patients with non-insulin-dependent diabetes mellitus. A randomized, controlled trial. Ann Intern Med. 1 juill 1993;119(1):36‑41.

18. Gæde PH. Intensified multifactorial intervention in patients with type 2 diabetes and microalbuminuria. Dan Med Bull. 2006;53:258‑84.

19. Cochran J, Conn VS. Meta-analysis of quality of life outcomes following diabetes self-management training. Diabetes Educ. oct 2008;34(5):815‑823.

20. Pibernik-Okanovic M, Prasek M, Poljicanin-Filipovic T, Pavlic-Renar I, Metelko Z. Effects of an empowerment-based psychosocial intervention on quality of life and metabolic control in type 2 diabetic patients. Patient Educ Couns. févr 2004;52(2):193‑199.

21. Morel A, Lecoq G, Jourdain-Menninger D. Evaluation de la prise en charge du diabète. Avril 2012.

22. Miller LV, Goldstein J. More efficient care of diabetic patients in a county-hospital setting. N Engl J Med. 29 juin 1972;286(26):1388‑1391.

23. Haut Conseil de la Santé Publique. Rapport - L'éducation thérapeutique intégrée aux soins de premier recours. Novembre 2009.

24. Midy F, Couillerot-Peyrondet A-L, Bruneau C, Degos L. Quelle perception du système de soin ont les patients porteurs de maladies chroniques ? Enquête du Commonwealth Fund et de la HAS dans huit pays. 2009.

25. Bourit O, Drahi E. Education thérapeutique du diabétique et médecine générale: une enquête dans les départements de l'Indre et du Loiret. Médecine. 2007;3(5):229‑34.

26. Fournier C, Chabert A, Mosnier-Pudar H, Aujoulat I, Fagot-Campagna A, Gautier A. Etude ENTRED 2007-2010 - Rapport concernant : l'information et l'éducation reçues par les personnes diabétiques, les pratiques éducatives des médecins, ainsi que les attentes des personnes diabétiques et des médecins. Décembre 2011.

27. Peccoux-Levorin C. Analyse des déterminants de l'implication des médecins généralistes dans l'éducation thérapeutique du diabète de type 2 et de l'apport d'une structure éducative mise en place dans un territoire de santé. UNIVERSITE JOSEPH FOURIER; 2011.

28. LOI n° 2009-879 du 21 juillet 2009 portant réforme de l'hôpital et relative aux patients, à la santé et aux territoires. 2009-879 juill 21, 2009.

29. Annuaire-aas - l'Annuaire des Associations de Santé. Disponible sur: http://www.annuaire-aas.com/index.php?module=reponse&action=motcle. Dernière consultation : 21 septembre 2013

30. Réseau national AFD | AFDD – Association Française des Diabétiques du Dauphiné. Disponible sur: http://afd-diabete38.fr/?page_id=30. Dernière consultation : 14 septembre 2013.

31. Cocolomb S, Casanova P. ProxYDiab 38: une expérience éducative de proximité dans le diabète de type 2: étude de faisabilité. 2010.

32. Farre C. Diabète de type 2 et éducation thérapeutique : comment toucher le plus grand nombre ? Expérience d'une offre ambulatoire hors réseau dans le bassin grenoblois.

33. Odegard PS, Capoccia K. Medication taking and diabetes: a systematic review of the literature. Diabetes Educ. déc 2007;33(6):1014‑1029; discussion 1030‑1031.

34. Bouric G, Beaumont M. L'éducation thérapeutique du patient atteint de BPCO en réhabilitation respiratoire: Therapeutic patient education suffering chronic obstructive pulmonary disease in respiratory rehabilitation. Kinésithérapie Rev. 2012;12(121):13‑9.

35. Bardin L. L'analyse de contenu - 2ème Edition. Collection Quadrige. 2013.

36. D'Ivernois J-F, Gagnayre R, les membres du groupe de travail de l'IPCEM. Compétences d'adaptation à la maladie du patient : une proposition. Educ Thérapeutique Patient - Ther Patient Educ. 11 avr 2011;3(2):S201‑S205.

37. Gnavi R, Picariello R, la Karaghiosoff L, Costa G, Giorda C. Determinants of Quality in Diabetes Care Process: The population-based Torino Study. Diabetes Care. 12 août 2009;32(11):1986‑1992.

38. GASQUET N, CHOPINET P. LES ATTENTES DES DIABETIQUES BENEFICIANT DU PROGRAMME EDUCATIF DISPENSE AU CENTRE HOSPITALIER D'ANNECY. [[S.l.]]: [s.n.]; 2000.

39. Simon E. Place de l'éducation thérapeutique face aux besoins des patients diabétiques de type 2 : Etude qualitative par entretiens semi-dirigés. Médecine. Novembre 2012.

40. Egli M, Ruiz J. Transition entre hospitalisation aiguë et suivi ambulatoire chronique du patient diabétique : situation emblématique - Revue médicale suisse. Rev Med Suisse 2011;7:1260-1266.

41. Sandrin-Berthon B. Education thérapeutique Concepts et enjeux. ADSP. Mars 2009;66:9-59.

42. HAS. Recommandations. Comment élaborer un programme spécifique d'une maladie chronique. Juin 2007.

43. Education thérapeutique - Un rapport pour une loi. Journal du DELF. Décembre 2008;18(4):1-20.

44. HAS. Structuration d'un programme d'éducation thérapeutique du patient dans le champ des maladies chroniques. Guide méthodologique. Juin 2007.

45. BAUDUCEAU B, BORDIER L. Education thérapeutique du diabétique de type 2 insuliné: au-delà de l'HbA1c. Réalités en nutrition et diabétologie. Octobre 2011;36:46-50.

46. Hernandez LM. Diffusion and Use of Genomic Innovations in Health and Medicine: Workshop Summary. National Academies Press; 2008.

47. A propos de l'éducation thérapeutique et de la formation des soignants ! Journal du DELF. Février 2007;37:1-32.

48. Lucas S. Motifs de refus d'adhérer à un programme d'éducation thérapeutique: étude qualitative au sein du réseau diabète MAREDIA à Evreux [Thèse d'exercice]. [France]: Université de Rouen; 2011.

49. D'IVERNOIS J-F., GAGNAYRE R. Apprendre à éduquer le patient. 4ème édition. 2011. Edition Maloine.

50. Les 4 étapes de l'EP. Disponible sur: http://www.educationdupatient.be/cep/pages/educationpatient/ep22.htm. Dernière consultation : 22 septembre 2013.

51. Allenet B, Bedouch P, Baudrant M, Federspiel I, Berthet S, Detavernier M, et al. DE L'HISTORIQUE MÉDICAMENTEUX À L'OBSERVATION PHARMACEUTIQUE: RECUEIL STANDARDISÉ POUR LE DÉVELOPPEMENT DE LA PHARMACIE CLINIQUE EN UNITÉ DE SOINS. J Pharm Belg. (2):39-46.

ANNEXES

ANNEXE 1. Guide d'entretien patient

A l'entrée lors de l'observation pharmaceutique :

- Si je vous parle de vos médicaments, vous auriez envie de me dire quoi ?
  Ou Quelle est la première chose à laquelle vous pensez quand on vous parle de médicaments ?
- En ce moment, qu'est-ce qui vous préoccupe le plus concernant votre maladie ? vos médicaments ?
- Quel est l'impact de votre maladie sur votre vie (professionnelle, personnelle, familiale) ?
- Quel est l'impact de vos médicaments sur votre vie (professionnelle, personnelle, familiale) ?
- Quelles sont les situations en lien avec votre maladie qui vous posent problème dans votre quotidien ?
- Quelles sont les situations en lien avec vos médicaments qui vous posent problème dans votre quotidien ?

La veille de leur sortie :

Temps sur ce que cette hospitalisation vous a apporté et ce qui vous a manqué

- Quand vous êtes arrivé, qu'attendiez-vous de cette hospitalisation ?
  Ou si hospitalisation décidée par le médecin : qu'en attendait votre médecin, votre diabétologue selon vous ?
- Est-ce que, pendant votre hospitalisation, vous avez identifié de nouvelles difficultés ou problèmes ? Si oui, lesquels ? Et à propos des médicaments ? (en général et pour le diabète ?)
- Quelles sont les personnes que vous avez rencontrées au cours de votre hospitalisation qui, pour vous, ont pu répondre à vos difficultés ou problèmes?
- Auriez-vous souhaité en rencontrer d'autres au cours de votre hospitalisation ?
- Quelles sont les 2 choses les plus importantes que vous retenez de l'hospitalisation ? Et pourquoi ?
- Avez-vous appris de nouvelles choses au cours de votre hospitalisation ? Si oui, lesquelles ?
- Auriez-vous souhaité apprendre d'autres choses ? Si oui, lesquelles ?

Avis sur la forme des propositions que l'on pourrait faire aux patients pendant l'hospitalisation

- En dehors de cette hospitalisation, avez-vous déjà participé à des séances d'éducation ? O/N
- Si oui, qu'est-ce que vous avez aimé pendant ces séances ?
- Si on vous proposait des séances individuelles pour réfléchir ensemble sur un ou 2 de vos problèmes les plus importants pour vous pendant l'hospitalisation, seriez-vous d'accord pour y participer ? O/N
  Si non, pour quelles raisons ?
  Si oui, sur quels thèmes ? Sous quelle forme ? A quel moment ?

- Si on vous proposait des séances de groupe avec d'autres patients hospitalisés pendant ce temps d'hospitalisation, seriez-vous d'accord pour y participer ? O / N
Si non, pour quelles raisons ?
Si oui, sur quels thèmes ? Sous quelle forme ? A quel moment ?
- Seriez-vous intéressé par un suivi ensuite en ville par une équipe dédiée qui pourrait vous accompagner ? O / N

Concernant vos médicaments

- Auriez-vous été intéressé par un moment dédié sur vos médicaments ? O/N
Si oui, sous quelle forme et à quel moment ?
Si non, pour quelles raisons ?
- Auriez-vous été intéressé par un moment d'échange avec d'autres patients sur les médicaments ? O/N
Si oui, sous quelle forme et à quel moment ?
Si non, pour quelles raisons ?

ANNEXE 2. Guide d'entretien soignant

- Depuis combien de temps travaillez-vous dans le service de diabétologie ?
- Selon vous, quels sont les besoins pendant l'hospitalisation des patients diabétiques de type 2 hospitalisés pour déséquilibre du diabète ?
- Quelles sont les actions que vous faites pendant l'hospitalisation qui répondent à ces besoins ?
- Pensez-vous qu'il y aurait d'autres choses à proposer pour répondre à ces besoins pendant l'hospitalisation ?
- Pensez-vous qu'il serait intéressant d'organiser une ou des séances individuelles sur le temps de l'hospitalisation ? O / N

  Pensez-vous qu'il serait faisable sur le temps de l'hospitalisation d'organiser une ou des séances individuelles ? O / N

  Si oui, sur quels thèmes plus particulièrement ?
  Si non, qu'est-ce qui vous paraît bloquant ?

- Pensez-vous qu'il serait intéressant sur le temps de l'hospitalisation d'organiser une ou des séances de groupe ? O / N

  Pensez-vous qu'il serait faisable sur le temps de l'hospitalisation d'organiser une ou des séances de groupe ? O / N

  Si oui, sur quels thèmes plus particulièrement ?
  Si non, qu'est-ce qui vous paraît bloquant ?

- Pensez-vous que ce que nous pouvons amorcer durant l'hospitalisation pourrait être relayé ensuite par les offres hospitalières dédiées et celles de ville ? O /N
  Sous quelle forme imagineriez-vous faire le lien ?

Concernant les médicaments,

- Pensez-vous que les patients aient des difficultés avec leurs médicaments, en général? Si oui lesquelles ? Avec les médicaments du diabète ? Si oui, lesquelles ?

- Pensez-vous qu'ils reçoivent suffisamment d'informations sur les médicaments pendant l'hospitalisation ?

- A votre avis, comment pourrait-on les aider pour faciliter la gestion de leurs médicaments au quotidien ?

- Si des séances éducatives de groupe étaient mises en place sur les médicaments, seriez-vous d'accord pour y participer ?

- Quels seraient, pour vous, les outils à utiliser pour animer ces temps (individuels et/ou de groupe) sur les médicaments ?

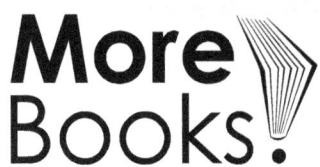
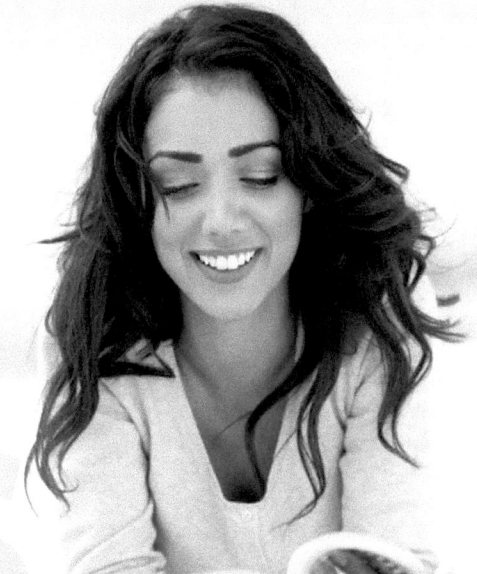

Oui, je veux morebooks!

I want morebooks!

Buy your books fast and straightforward online - at one of the world's fastest growing online book stores! Environmentally sound due to Print-on-Demand technologies.

Buy your books online at
www.get-morebooks.com

Achetez vos livres en ligne, vite et bien, sur l'une des librairies en ligne les plus performantes au monde!
En protégeant nos ressources et notre environnement grâce à l'impression à la demande.

La librairie en ligne pour acheter plus vite
www.morebooks.fr

OmniScriptum Marketing DEU GmbH
Heinrich-Böcking-Str. 6-8
D - 66121 Saarbrücken   Telefax: +49 681 93 81 567-9

info@omniscriptum.de
www.omniscriptum.de

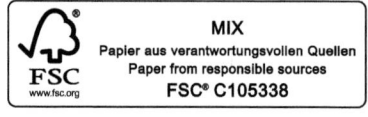

Printed by Books on Demand GmbH, Norderstedt / Germany